ストレスチェック時代のメンタルヘルス

労働精神科外来の診察室から

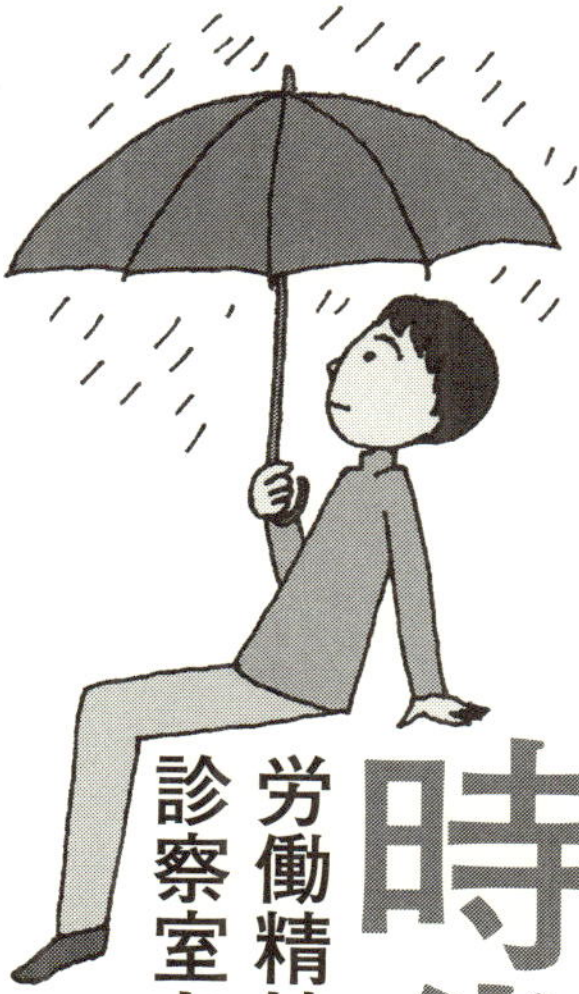

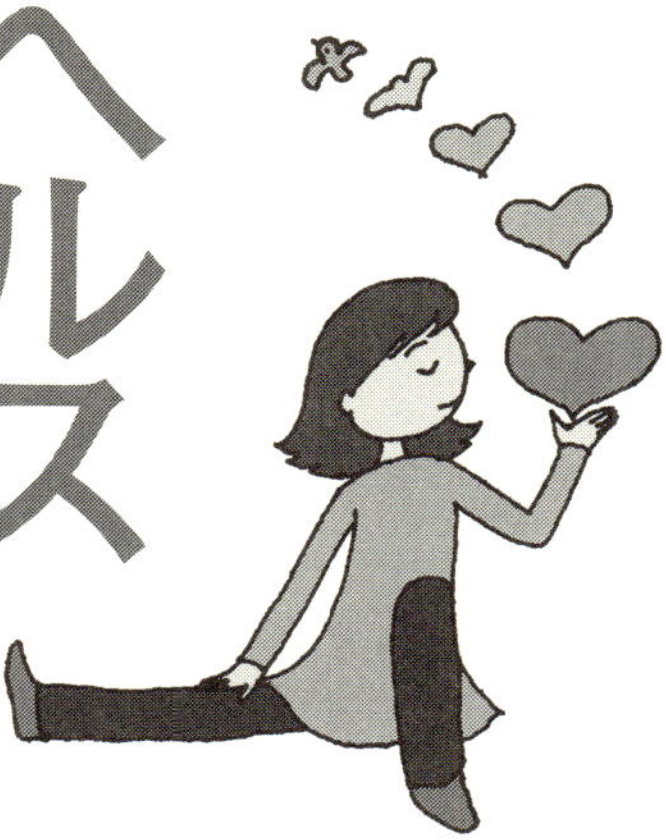

代々木病院精神科科長
天笠　崇

新日本出版社

まえがき

『成果主義とメンタルヘルス』（２００７年）から９年、『救える死』（２０１１年）から５年を経て、新日本出版社で３冊目となる本書を上梓することになりました。

『成果主義とメンタルヘルス』は、ホワイトカラー・エグゼンプション制の導入をめぐる攻防が繰り広げられる最中、執筆にとりかかりました。当時入手可能だった社会調査と医学研究から、成果主義がいかに精神に悪いかを示しました。

同時に、従来からの長時間過重労働が一層広く深く蔓延（まんえん）するとともに、「新たなストレス因子」としてハラスメントと、努力の報われない仕事を指摘しました。本書のⅡ部で触れていますが、ハラスメントでみれば、予測の通り、都道府県労働局等に設置した総合労働相談コーナーに寄せられる「いじめ・嫌がらせ」に関する相談件数は年々増加し、２０１２年度には相談内容の中でトップとなりました。引き続き右肩上がりに増加しています。

『救える死』では、自殺対策基本法が２００６年に制定されたのになかなか効果が見えてこないという想いに駆られて執筆にとりかかりました。自死のない社会を目指し、そのための社会システムを提案しました。幸い、拙著出版の翌年から「自殺者３万人時代」が乗り越えられつつあり、年間自殺者数は今日まで減少してきています。しかしまだ、１９９８年に自殺者が一気に年間３万人を超え急増する以前の水準には戻れていません。また、「勤務問題」を原因・動機とした自殺の減少傾向は、他に比べて緩やかです。

本書は、２０１４年６月、「心理的な負担の程度を把握するための検査等」（いわゆる「ストレスチェック制度」）が労働安全衛生法第66条の第10項として創設され、２０１５年12月から施行されたのと軌を一にしての出版です。ストレスチェック制度は一次予防が目的です。つまり、うつ病などの精神疾患の発生を未然に防ぐことが目的です。うつ病などの精神疾患のスクリーニング（あぶり出し）が目的ではありません。

ストレスチェック制度の義務化が決まってからは、関連学会のほとんどで、ストレスチェック制度をテーマにしたシンポジウムが組まれました。たくさんの書籍もすでに出版されています。しかし、聞いたり読んだりしても、このままではストレスチェック制度が形だけに終わってしまう。筆者はどうしてもその危惧を拭えずにいます。ストレスチェック制度が義務化されたからには、それを活かす。そのための手がかりとなる本書をぜひ出版したいと思いました。

本書もまた、労働組合の組合員さんを前に話しているつもりになって書き上げました。『成果主義とメンタルヘルス』を出版した頃よりも、さらに組織率の低下する労働組合ですが、この国の働く人びとのメンタルヘルス悪化を食い止め、ストレスチェック時代の予防活動に取り組むには、労働組合の力が不可欠だからです。

しかし、それだけでなく、働いている人なら、使用者、雇用者を問わず、もっと幅広い読者のみなさんにも、ぜひ知っていただきたいし、役に立つ内容になっていると自負しています。

読者のみなさんには、たとえ労働組合に関係のない方でも、労働組合の取り組みをぜひ応援していただきたい。政労使の社会対話（ＩＬＯ）で、労働者の安全と衛生が進むからです。労働安全衛生法も、労働組合の存在を前提にしているからです。


本書の構成を解説します。

ストレスチェック制度が義務化され、昨年12月実施というタイミングであったからでしょうが、「しんぶん赤旗」日曜版に、昨年10月から10回にわたって「知って役立つ働く人のメンタルヘルス」の連載をしました。２００９年６月に現職場に赴任後、労働精神医学を専門の一つとして外来診療していましたが、昨年４月からは「労働精神科外来」と正式に銘打った専門外来の診療を行っています。日曜版の連載は、主にその経験を記事にしたものです。

Ⅰ部は連載記事をもとに加筆・修正したものです。多数の労働関連自殺（いわゆる過労自殺）事案への関わりは、筆者のキャリアの宝になっていますが、その経験は労働精神科外来の診療に活きています。そのエッセンスを「過労自殺」から学んだこととして紹介しています。本書の特徴の一つです。

Ⅱ部の前半1では、ストレスチェック制度が創設された背景について丁寧に追っています。その後、あちこちで述べてきたストレスチェックの「8つの不足」に触れ、それを克服するための手がかりを述べています。本書で読者に最も伝えたかったことです。

Ⅱ部の2では、ハラスメントに焦点をあてました。労働衛生行政もハラスメントにはしっかりと対応しつつあります。メンタルヘルス対策のホットな話題の一つがストレスチェック制度とすれば、もう一つがこのハラスメント対策です。ハラスメントは、学校における「いじめ」と構造がまったく同じです。本書で紹介した以外に、教育にもハラスメント予防力を期待しています。今、小学校でいじめ予防教育が実現すれば、10年単位のスパンで職場におけるハラスメントの予防効果が表れるはずです。

Ⅱ部の3では、長時間労働とうつ状態（うつ病）の関係について解明した筆者らの研究を紹介しています。これらで博士の学位を授与されました。また、成果主義とハラスメントとうつ状態の因果関係について、筆者が独自調査した研究結果も紹介しています。このようなハラスメントとメンタルヘルスの関係を実証的に解明しているのは世界で初めてです。

ストレスチェック時代のメンタルヘルス　＊　目次

カバー装画＝細川貂々

Ⅰ部　労働精神科外来の診察室から

筆者が、古巣の代々木病院精神科に異動になったのは、２００９年6月。赴任して7年が経ちました。代々木病院のある渋谷区千駄ヶ谷周辺は、東京体育館、国立競技場、神宮球場といったスポーツ施設が多く、「スポーツの聖地」と呼ばれる地域です。その一方、原宿や渋谷・青山に近く、ファッション・アパレル関連会社がたくさん集まり、「働くものの街」です。

この20年来、労働関連精神疾患や自殺の労災認定や訴訟に、過労死弁護団の弁護士さんたちと関わってきました。そこに関わるほど、そうした事態にならないよう、何とか予防できないものかという想いが強くなりました。

代々木病院に赴任してから、嘱託産業医として数社の産業医を務めているのも、そうした想いからです。また、代々木病院健診センターや仲間と協力し、4年前から代々木病院ＥＡＰケアシステムズ（略称ＹＥＳ）を始めました。同じころから、「働くもののいのちと健康を守る東京センター」の理事長を務めています。

こうした事情からか、代々木病院精神科外来の新患の3分の2が、何かしら労働と関連して発症した精神疾患を理由に受診されます。そうした患者さんをできるだけ丁寧に診療したいとの思いから、週1日、「労働精神科外来」と銘打った専門外来を２０１５年4月から開設しました。

このⅠ部では、この労働精神科外来を通してみえてきたことを中心に紹介します。

1　増える労働災害としての精神疾患

日本では近年、メンタルヘルス（心の健康）と関連した労働災害が急増しています。２０００年と２０１５年度を比較すると、精神障害の労災申請件数で２１２件から１５１５件と約7倍、認定件数で36件から４７２件と約13倍になり、右肩上がりです。そのうち自殺は、申請数が１９９件と2倍、認定で93件と5倍程度の増加です。（次ページ図表1）

この労災統計は、氷山の一角です。警察庁のデータをもとに毎年内閣府が、『自殺の概要』を公表しています。２０１５年中の「勤務問題」を原因とした自殺者数は２１５９人でした。自殺の労災申請数は、10分の1に過ぎません。労災統計と実態の隔たりは大きく、労災申請のハードルがまだ相当に高いのが現実です。

労働精神科外来が目指しているのは、患者さんはもちろん、勤める会社にとっても共に役に立つ「ウィン・ウィン」の解決の道筋を見出していくことです。必要に応じ、「働くもののいのちと健康を守る東京センター」や過労死弁護団の弁護士さんたちともタッグを組んでいます。

患者さんたちを診ていると、「長時間・過重労働」「ハラスメント（嫌がらせ）」「努力の報われない仕事」が広く深く蔓延していることが分かります。これらが職場のメンタル不全の原因のほ

図表１　精神障害等の労災申請・認定件数推移

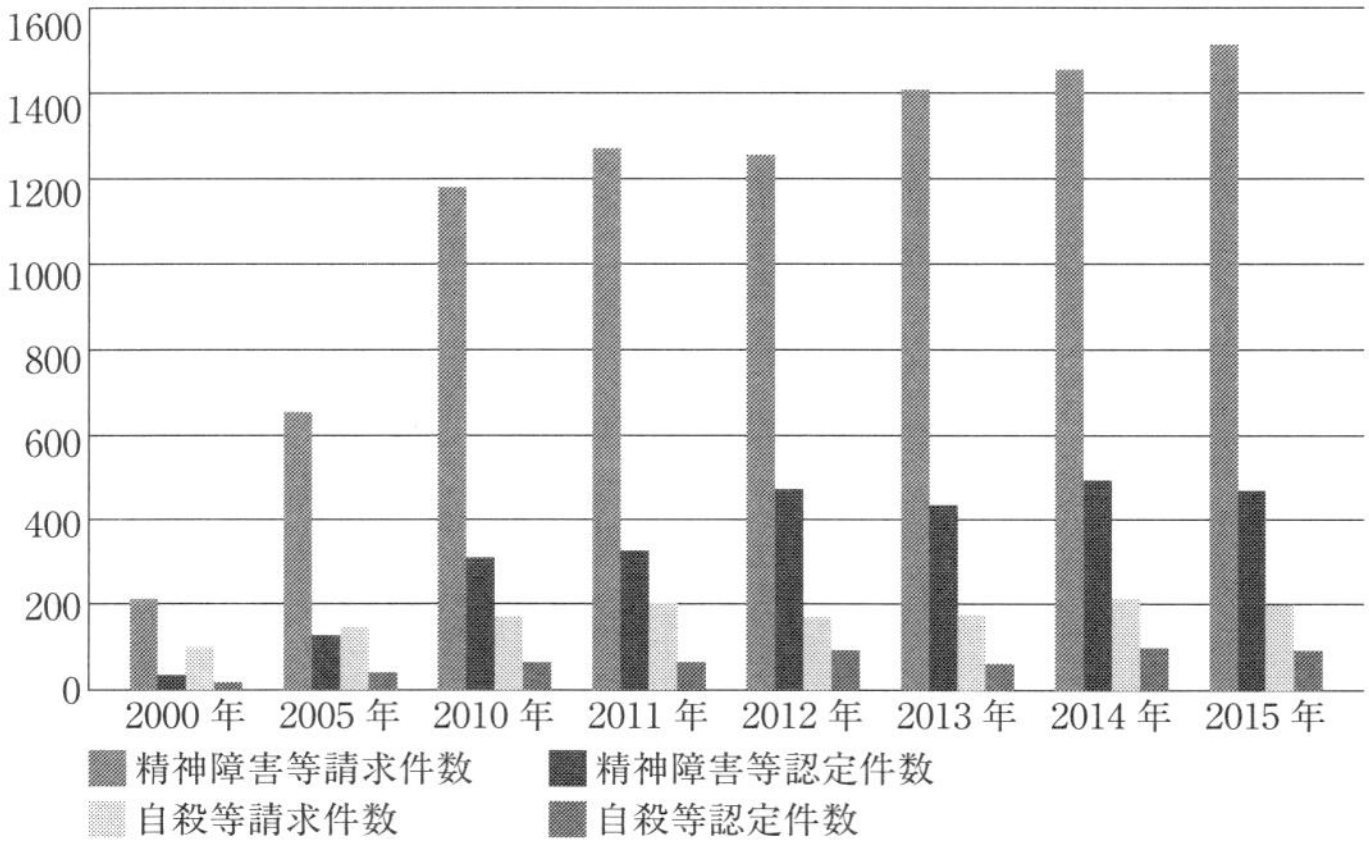

（厚生労働省調べ）

ぼ9割をカバーするのではないでしょうか。特に、最近になって、ハラスメントが原因と思われる、20代を中心にした若者の受診が目立つように思います。

都道府県労働局などの総合労働相談コーナーに寄せられる相談では、２０１２年度には「いじめ・嫌がらせ」が相談内容のトップになりました。その後も増加傾向にあり、２０１５年度には６万６０００件余りで、個別労働紛争の相談件数の27％を占めるまでになりました。やはり、新しい労働ストレスとしてはびこっていることを実感します。

新自由主義がはびこり、とくに「成果主義」で競争を強いられる職場は「戦場」といってもよく、対処法を身に付けてうまく立ち回らないと、誰でもがメンタルの不調に陥りかねません。

●パワハラが原因

労働精神科外来に来院された50代のAさんは大手企業のSE（システムエンジニア）。診断はうつ病でした。会社で2回目の「業績改善プログラム（PIP※）」を受ける直前に、出勤できなくなったとのこと。1回目のPIPの内容を思い出すにつけ夜眠れなくなり、うつ病を発症したようでした。過度なノルマを課し達成度評価の面談を繰り返し、未達成を確認し指摘することがPIPの目的です。労働者自ら退職しない限り延々と続きます。実態は、上司からのいじめ・嫌がらせ、そのものです。

※PIPは、Performance Improving Program の略で、157頁で詳しく取り上げます。

（1）誰でも発症する可能性

わが国で調査されたデータ（こころの健康についての疫学調査に関する研究WMHJ）によると、一生の間に何らかの精神障害にかかる危険は、24％余りと推計されています。実に4人に1人が、何らかの精神障害にかかる可能性があります。

男性ががんで亡くなる確率が26％、それと同じくらいです（女性では16％）（「がん登録・統計」より http://ganjoho.jp/reg_stat/statistics/stat/summary.html）。

最近、増加が指摘されているうつ病では、過去12か月間にうつ病にかかっていた人が2・1%、調査時点までにうつ病にかかったことのある人は6・2%でした。これは、過去12か月間に、約50人に1人がうつ病にかかっていて、16人に1人は一生のうちに一度はうつ病にかかることを意味しています。こうしてみると、こころの病気は、ごくありふれた、「誰でも発症する可能性」のある病気と思っていただけるのではないでしょうか。

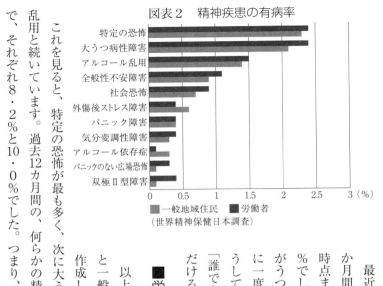

■労働者の精神疾患

以上の数値は、一般地域住民のものです。労働者と一般地域住民の「有病率※」の結果からグラフを作成してみました（図表2）。

図表２　精神疾患の有病率

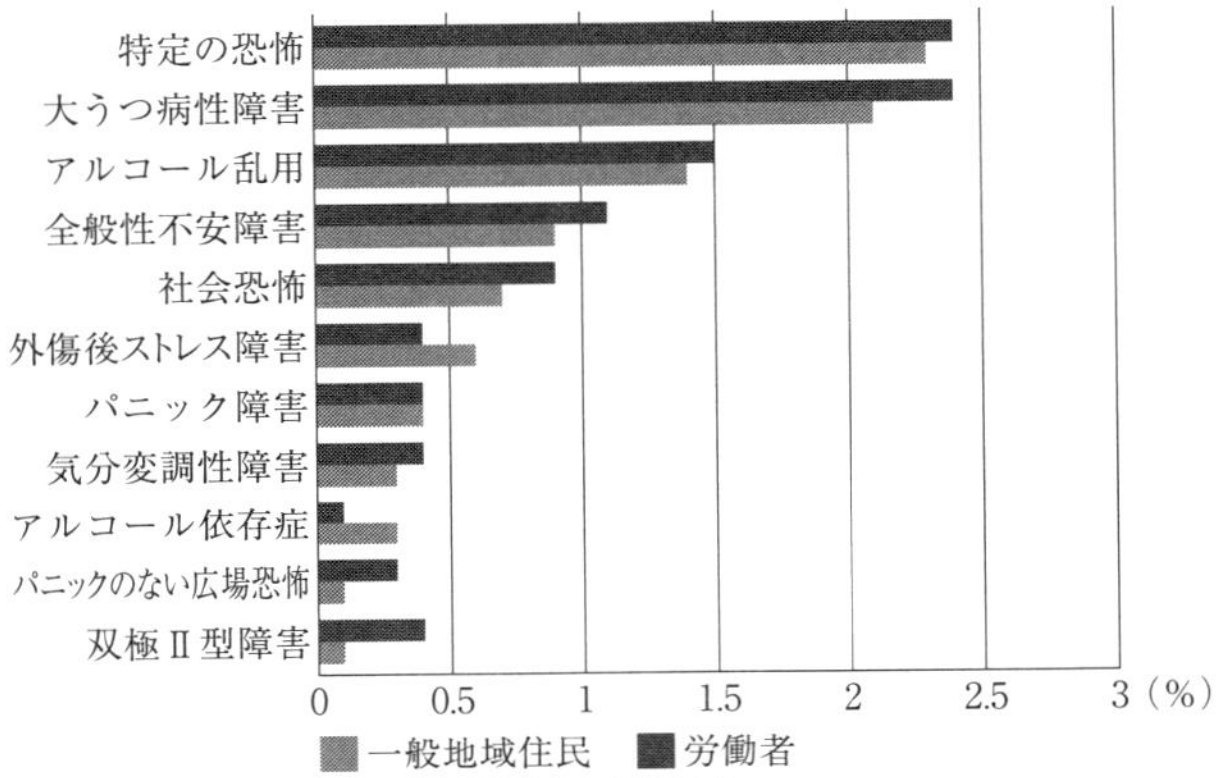

（世界精神保健日本調査）

これを見ると、特定の恐怖が最も多く、次に大うつ病性障害（うつ病のことです）、アルコール乱用と続いています。過去12カ月間の、何らかの精神障害の有病率は、労働者と一般地域住民とで、それぞれ8・2%と10・0%でした。つまり、日本人の約10人に1人が、過去1年間において何らかの精神疾患の診断があてはまる状態だった、ということになります。

特定の恐怖では、他の人にとってはなんともないようなものや状況が恐怖の対象となります。よく知られているのが、高所恐怖症や閉所恐怖症です。飛行機やエレベーターに乗れず、橋やトンネルなどにも恐怖を感じます。

※有病率とは、最初に病気にかかったのがいつかとは関係なく、ある時点やある期間において調査対象集団の中で病気にかかっている人の割合をいいます。

■うつ病は「ただの落ち込み」とは違う

大うつ病性障害は、英語の Major depressive disorder の訳で、いわゆるうつ病のことです。Major League—メジャーリーグ＝大リーグ、と同じように、大うつ病性障害と訳されました。うつ病の基本症状は、気分が落ち込む、気がめいる、物悲しいといった抑うつ気分です。あらゆることへの関心や興味がなくなり、何をするのもおっくうになります。知的活動能力が減退し、家事や仕事も進まなくなります。こうした抑うつ状態が、少なくとも2週間はほとんど毎日のように持続します。ですから、「ただの落ち込み」とはまったく違う事態です。

■似て非なる病気——躁うつ病

双極性障害は、躁（そう）うつ病のことです。名称はどちらも使用されます。気分が落ち込む「抑うつ状態」と気分が高揚する「躁状態」を繰り返すのが、双極性障害です。磁石にＳ極とＮ極があるように、抑うつ状態の極と躁状態の極の二つ（双つ）があるので、双極性障害です。躁状態が１週間以上続き、入院するか、日常生活や社会生活などで明らかな問題が起こるほどの状態を躁病と言います。そこまででないものを軽躁病と言います。軽躁病とうつ病を繰り返すものを双極Ⅱ型障害と言い、躁病とうつ病を繰り返すものを双極Ⅰ型障害と呼んで区別しています。Ⅱ型が見逃されやすいので、注意が必要です。

元気で生産的で多少寝なくても大丈夫でやる気のある状態は、望ましい状態として評価されるかも知れません。しかし、病的状態である可能性があるので要注意です。過去１年間に、労働者の０・４％、２５０人に１人が双極Ⅱ型障害にかかっていたと推定されています。

（２）簡単な自己診断テスト

インターネットの発達で、メンタル不全をスクリーニングできる自己チェックテストが掲載されているページが多く見られます。

さきほどのＡさん（17ページ）も、

「ネットでチェックしてみたら、うつ病に当てはまったので、びっくりして受診しました」

「仕事がらネットはよく見ているので……」

とのことでした。Aさんが試してみたチェックリストは、20項目ほどあったとのことですから、CES—Dといううつ状態を評価する心理テストだったと思われます。

メンタル不調を予防するためにも、一人ひとりがセルフチェックして、早めに病気に気付けるとよいと思います。「うつ状態」「うつ病の疑い」を自らチェックする方法には、先に触れた「CES—D」や「QIDS」が知られています。質問数が多く、版権の問題がありますので、ここでは、産業医や総合診療医用に開発された簡単な自己診断テストを紹介します。

図表3　うつ病の簡便な構造化面接法（BSID）

1	この2週間以上、毎日のように、ほとんど1日中ずっと憂うつであったり沈んだ気持ちでいましたか？	いいえ	はい
2	この2週間以上、ほとんどのことに興味がなくなっていたり、大抵いつもなら楽しめていたことが楽しめなくなっていましたか？	いいえ	はい

両方「いいえ」なら終了（うつ病を疑わない）

3　この2週間以上、憂うつであったり、ほとんどのことに興味がなくなっていた場合、あなたは：

A	毎晩のように、睡眠に問題（たとえば、寝つきが悪い、真夜中に目が覚める、朝早く目覚める、寝すぎてしまうなど）がありましたか？	いいえ	はい
B	毎日のように、自分に価値がないと感じたり、または罪の意識を感じたりしましたか？	いいえ	はい
C	毎日のように、集中したり決断することが難しいと感じましたか？	いいえ	はい

3つ以上「はい」……>うつ病の疑い、それ以外なら終了（疑わない）

■構造化面接法

「構造化面接法」は、何を質問するか、それにどう答えたら症状ありとするか、なしとするか、が決められている面接方法です。DSM—5

（ディーエスエムファイブ）という精神疾患の診断基準集のうつ病の診断を下す場合の症状は9つです。DSM―5に合わせた構造化面接法では、9つの症状について質問します。それを簡便にし、産業医や保健師が短時間で、うつ病をスクリーニングしやすいようにして開発されたのが（図表3）です。

■うつ病の簡便な構造化面接法（BS―D）のやり方

1と2の質問のどちらも「いいえ」なら、それで面接は終了です。うつ病を疑いません。1と2の質問のどちらか、または両方が「はい」なら3の質問に進みます。3のA・B・Cの質問に答えてもらって、1・2・3のA・B・C、5つの質問のうち3つ以上「はい」ならうつ病を疑います。2つ以下ならうつ病を疑いません。

■総合診療医向けのスクリーニング法

もっとシンプルな「二問法」もあります。

①この1か月間、気分が沈んだり憂うつな気持ちになったりすることがよくありましたか？

②この1か月間、どうも物事に対して興味がわかない、あるいは心から楽しめない感じがありましたか？

答えがすべて「はい」なら、うつ病を疑います。どちらも「いいえ」なら、うつ病を疑いません。

③そのことで、あなたはいま助けを必要としていますか？

この質問を加えると〝特異度〟が上がります。つまり「いいえ」と答えた場合、うつ病でないのにうつ病としてしまう可能性を低くできます。

①か②が「はい」で③が「はい」なら、うつ病を疑います。

■うつを疑ったら？

うつを疑ったらどこを受診すればいいのでしょう？　精神科のほか、ハードルを低くするためか、神経科、心療内科、メンタルヘルス科などを掲げるところもあります。医師選びは、精神科の研修を受けているか、安心感があり患者の質問に面倒がらずにこたえてくれるか――などが大事です。医師と患者の関係が良いほど、治療経過がよいという研究もあります。「ウマが合う」感じが、治療経過にとって実はとても大事です。

薬物療法だけでない治療や環境調整も必要です。職場のメンタルヘルスの場合、職場環境、仕事内容、制度利用など心理社会的要因にも関心を持っている医師かどうかもカギです。

（3）不調発見のポイントは

精神科の病気の種類は多種多様ですが、厚生労働省の疫学調査研究（ＷＭＨＪ）の結果から、働く人がかかりやすいメンタル不調を多い順に並べると次のようになります。

▽うつ病（有病率２・４％）
▽特定の恐怖（同２・４％）
▽アルコール乱用（同１・５％）※1
▽全般性不安障害（同１・１％）＝特に不安でないさまざまなものに不安を感じる
▽社会恐怖（同０・９％）＝社交恐怖とも呼ばれ、人前で話したり、文字を書くことなどに対して恐怖を感じる。

同率０・４％であったのが、外傷後ストレス障害（ＰＴＳＤ）※2、パニック障害※3、双極Ⅱ型障害です。

※1　ＤＳＭ―5からは「アルコール使用障害」と一括りされるようになりました。
※2　外傷後ストレス障害（ＰＴＳＤ）＝心的外傷（トラウマ）は戦争や自然災害、事故や事件など、自分や身近な人の命がおびやかされるような出来事を経験したり、目撃したりすることで起きます。フラッシュバックなどの特徴的な症状が現れることがあり、それらが1か月以上続く場合に

診断されます。

※3　パニック障害＝何の前ぶれもなしに突然、激しい動悸や、胸苦しさ、ふるえ、めまい、しびれ、吐き気などのさまざまな症状が発作のように経験されます。このパニック発作がまた起きるのではないか、また起きた後についての心配や不安が1か月以上続くことで診断されます。

■普段と比べる——なやみのみちへ

それぞれの病気の症状はさまざまです。どの病気であれ、最も重要なのは、「本来の本人、普段の本人と比べ、変化が感じられる」ということです。

筆者は、ご本人や家族、職場の上司や同僚が心の不調に気づく上で大切な点を「なやみのみちへ」の頭文字を使って整理し、診療や講演の機会に紹介しています。

これは、過労自殺された多数の被災者についてまとめた研究から得られました。文字通り、血と涙と汗の教訓です。亡くなられるまでの経過を振り返り、こんなサインが見られていたところで、もしも手が打たれていたら結果が違っていたかも知れないと思われたサインを整理したものです。ぜひ、チェックしてみてください。

【な】＝（突然）泣き言をいう、愚痴をいう
【や】＝（突然）辞めたい、退職したいという
【み】＝ミス・トラブルが増える（単純なものが多い）
【の】＝能率・能力低下
【み】＝乱れた勤務（遅刻・早退・欠勤）が目立つ
【ち】＝長時間労働化
【へ】＝いつもの本人とくらべ変化と感じられる

「なやみのみち」が重なれば重なるほど、それらが「へ」、従前の本人と比べて変化として感じられるほど、注意が必要です。今現在、メンタル不全をすでに抱えているか、あるいは近い将来抱える可能性が高いとして、上司は部下にヒアリングする必要があります。

■正確な診断を

同僚や部下のことを普段からよく知っているか――。よく知ってくれている上司や同僚のいる職場環境がとても重要です。

近年、仕事上で能率・能力低下が見られると、何でも発達障害（DSM―5からは「神経発達症

群／神経発達障害群」）に結びつける事例が多くなっているように感じます。うつ病の場合、人との交流や、明るく元気に前向きな営業ができず、ちょっとこもり気味になったり、欠勤したりします。実際に診察してみると、発達障害ではなく、うつ病だったという人の方が、筆者の経験では圧倒的に多いです。治療方法を誤らないためにも、専門医による正確な診断が不可欠です。

●「プラス」の変化も要注意

心の不調は、マイナスの変化だけに表れるものではありません。一見「プラス」にみえるものもあります。「時々遅刻する」という傾向があった女性社員の例では、ある時点から遅刻がなくなり、それどころか少し早めに職場に来るようにさえなりました。それに気づいた上司が事情を聞くと、「睡眠障害のため夜眠れず、早く職場に出るようになった」とのこと。専門医の受診を勧め、うつ病が分かりました。双極Ⅱ型障害では、「睡眠時間を削るほど元気だ」という様子に気づき、軽躁(そう)状態が分かる場合もあります。

2 労働精神科外来に活きる教訓――「過労自殺」から学んだこと

1990年以降、職場で問題となっているのは、主にうつ病の治療です。労働精神科外来でうつ病の治療で気をつけていること、工夫をしていることを紹介します。あわせて「過労自殺」から学んだことを紹介していきます。

(1) 操作的診断と構造化面接法

筆者は、20年来、労働関連精神疾患や自殺(いわゆる「過労自殺」)の事案に深く関与してきました。特に、行政訴訟や民事訴訟といった法律的争いの場で、原告(本人や遺族側)の代理人弁護士から、意見書や鑑定書の作成を依頼されてきました。90事案を数えます。時には、証人尋問を受けてもきましたし、厳しい医学論争にもさらされてきました。

そうした経験から、本当にたくさんのことを学びました。それは、即、筆者の日常臨床に反映され、目の前の患者さんに還元できてきたと思います。

訴訟の際、本人の精神疾患の診断と根拠について、争われることがあります。たとえば、生前

図表4　うつ病（DSM-5）／大うつ病性障害

A　以下の症状のうつ５つ（またはそれ以上）が同じ２週間の間に存在し、病前の機能から変化を起こしている。これらの症状のうち少なくとも１つは、⑴抑うつ気分、あるいは⑵興味または喜びの喪失である。
注：明らかに、他の医学的疾患に起因する症状は含まない。
⑴　その人自身の言明（例：悲しみ、空虚感、または絶望を感じる）か、他者の観察（例：涙を流しているように見える）によって示される、ほとんど１日中、ほとんど毎日の抑うつ気分
注：子どもや青年では易怒的な気分もありうる。
⑵　ほとんど１日中、ほとんど毎日の、すべて、またはほとんどすべての活動における興味または喜びの著しい減退（その人の説明、または他者の観察によって示される）
⑶　食事療法をしていないのに、有意の体重減少、または体重増加（例：１ヶ月間で体重の５％以上の変化）、またはほとんど毎日の食欲の減退または増加
注：子どもの場合、期待される体重増加がみられないことも考慮せよ。
⑷　ほとんど毎日の不眠または過眠
⑸　ほとんど毎日の精神運動焦燥または制止（他者によって観察可能で、ただ単に落ち着きがないとか、のろくなったという主観的感覚ではないもの）
⑹　ほとんど毎日の易疲労性、または気力の減退
⑺　ほとんど毎日の無価値感、または過剰であるか不適切な罪責感（妄想的であることもある。単に自分をとがめること、または病気になったことに対する罪悪感ではない）
⑻　思考力や集中力の減退、または決断困難がほとんど毎日認められる（その人自身の言明による、または他者によって観察される）
⑼　死についての反復思考（死の恐怖だけではない）、特別な計画はないが反復的な自殺念慮、または自殺企図、または自殺するためのはっきりとした計画
B　その症状は、臨床的に意味のある苦痛、または社会的、職業的、または他の重要な領域における機能の障害を引き起こしている。
C　そのエピソードは物質の生理学的作用、または他の医学的疾患によるものではない。
注：基準Ａ～Ｃより抑うつエピソードが構成される。
注：重大な喪失（例：親しい人との死別、経済的破綻、災害による損失、重篤な医学的疾患・障害）への反応は、基準Ａに記載したような強い悲しみ、喪失の反芻、不眠、食欲不振、体重減少を含むことがあり、抑うつエピソードに類似している場合がある。これらの症状は、喪失に際し生じることは理解可能で、適切なものであるかもしれないが、重大な喪失に対する正常の反応に加えて、抑うつエピソードの存在も入念に検討すべきである。その決定には、喪失についてどのように苦痛を表現するかという点に関して、各個人の生活史や文化的規範に基づいて、臨床的な判断を実行することが不可欠である。
D　抑うつエピソードは、統合失調感情障害、統合失調症、統合失調症様障害、妄想性障害、または他の特定および特定不能の統合失調症スペクトラム障害および他の精神病性障害群によってはうまく説明されない。
E　躁病エピソード、または軽躁病エピソードが存在したことがない。
注：躁病様または軽躁病様のエピソードのすべてが物質誘発性のものである場合、または他の医学的疾患の生理学的作用に起因するものである場合は、この除外は適応されない。

重症度
重症度は、基準を満たす症状の数、症状の重症度と機能障害の程度に基づく。
軽度　診断基準を満たすために必要な数以上の症状はほとんどなく、症状の強さは苦痛をもたらすがなんとか対応できる程度であり、また、症状は社会的または職業的機能における軽度の障害をもたらす。
中等度　症状の数、症状の強さ、および／または機能低下は、「軽症」と「重症」の間である。
重度　症状の数が診断を下すために必要な項目数より十分に多く、症状の強さは非常に苦痛で手に負えない程度であり、そしてその症状は社会的および職業的機能を著しく損なう。

部分寛解／完全寛解
部分寛解　直近の抑うつエピソードの症状は存在しているが、基準を完全に満たさないか、または抑うつエピソード終了後、抑うつエピソードの重大な症状がどれも存在しない期間が２ヶ月未満である。
完全寛解　過去２ヶ月間に、この障害の重大な兆候や症状がみられない

本人は精神疾患（たとえば、うつ病）にかかっていなかった。だから業務上ではない、労災と認定できないという国側の主張です。

生前、精神科医療機関を受診していれば、診断の重要な証拠と根拠は、医療機関のカルテです。ところが、カルテをいくら詳しく読んでも、うつ病と診断した根拠と証拠が曖昧なことが多くありました。今でも時々見受けられ、大変残念に思います。

A医師に診てもらったらうつ病。B医師に診てもらったら適応障害。C医師は、不安障害……精神科医の診断は信用ならないぞ、と広く思われていた時代が確かにありました。

そうした精神科診断の不一致を減らす方法の一つが、操作的診断基準（図表4参照）に基づいて診断することです。何を基準に、診断するか。その基準を明確にして統一することです。

ところが、同じ基準（たとえば図表4）に基づいていても、患者さんの心身のどの状態をどのように診断基準に当てはめるか。精神科医によってばらつきが起きることがあります。

この精神科診断の不一致を減らすもう一つの方法が、21ページでも触れた、構造化面接法です。筆者は、日常臨床で実践しています。精神疾患簡易構造化面接法ＭＩＮＩ（ミニ）の日本語訳が出版された２０００年からは、日常的にＭＩＮＩを実施しています。必要に応じ、ＳＣＩＤ（スキッド）という詳しい構造化面接法も実施しています。わが国で、かなり早い時期から、構造化面接法を日常臨床で実践するようになったのも、「過労自殺」裁判に関与していたからです。

ＭＩＮＩでは、うつ病の診断基準Ａの⑴に当たる質問は、

「この２週間以上、毎日のように、ほとんど一日中ずっと憂うつであったり、沈んだ気持ちでいましたか」

であり、⑵に当たる質問は、

「この２週間以上、ほとんどのことに興味がなくなっていたり、たいていいつもなら楽しめていたことが楽しめなくなっていましたか」

といった具合です。

さらに精神科外来では、基準Ｃにあるように、アルコールや覚醒剤などの物質の作用でないこと、一般的な身体疾患にかかってないことを確認します。そのために必要に応じ、諸検査を実施します。基準Ｄ・Ｅにあるように、他の精神疾患でないことを確認します。ＭＩＮＩやＳＣＩＤといった構造化面接の全体を実施することで、それは可能です。

⑵ 発症時期の特定

精神疾患に限らず、さし当たり疾患診断さえつけば、治療を始められます。そのためか、筆者もあまり発症時期を特定することなく、治療していました。なお、発症時期とは、操作的診断基準を初めて満たした時点です。

ところが、たとえば、うつ病が業務上かどうか判断する場合、発症時期の特定は決定的に重要になってきます。そのうつ病の原因が仕事にある、業務起因性であるというためには、うつ病の発症前の業務が、うつ病発症により決定的に影響したことを解明しなければならないからです。もちろん、うつ病発症後の業務要因には意味がない、ということではありません。それらが、うつ病を良くしたか、悪くしたか、あるいは維持させたか。それを知ることで、うつ病のその後の経過が何に影響されたかを知れるからです。

労働関連精神疾患や自殺（いわゆる「過労自殺」）で、この発症時期を特定することの重要性を学びました。

労働精神科外来では、できるだけピンポイントに、発症時期を特定するようにしています。似た場面や状況でうつ病が再発しやすいことが知られています。発症時期の前後で労働ストレスを仕分けしておくことで、発症前の場面や状況にいかに陥らないか、発症前の労働ストレスをいかにこうむらないようにできるか。万一、発症前と同じ場面や状況におちいってしまったときや、発症前の労働ストレスをこうむった際に、どう対処するか。十分に、事前に対策を立てておくようにします。再発予防対策を立てやすくなります。この、再発予防対策を立てることは、労働精神科外来に限らず、精神科治療の重要な課題です。精神疾患の多くがよくなる病気ですが、再発しやすい病気でもあるからです。

（3）3つの療法の組み合わせ

適切な治療と休養が確保できれば、心の病の多くは必ず軽快すると言っていいでしょう。薬物療法、精神療法（心理療法）、生活療法（社会療法）の3つをうまく組み合わせることが重要です。

▽薬物療法＝副作用の少ないさまざまな薬が開発されています。

▽精神療法＝認知行動療法や対人関係療法などがあります。

▽生活療法＝ストレスの原因となる職場や家庭などにある原因をみつけ、なくしたり影響をできるだけ少なくしたりします。

例として、うつ病の治療と経過のあらましを紹介します。（図表5）

図表5　うつ病の反応、寛解、回復、再燃、再発

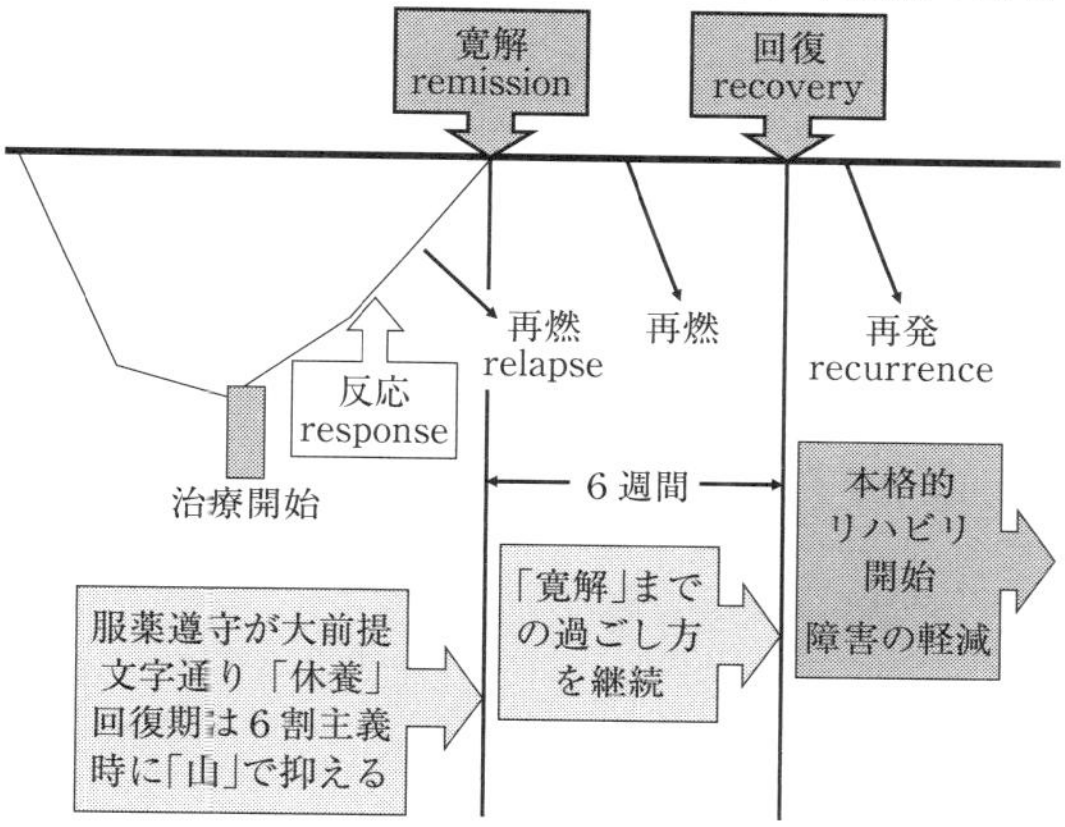

初めてうつ病にかかった「初回うつ病」の場合、日本人のデータですと、回復するまでに6～7か月かか

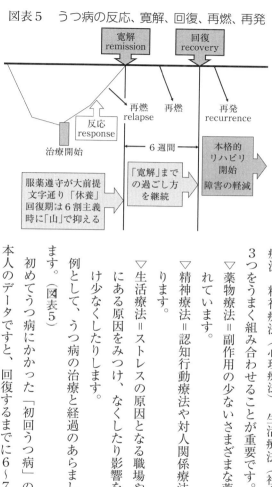

ります。つまり、それくらいの休養期間が必要かも知れません。

（4）再発防止策も

良くなったり悪くなったりする病気の初期と回復期は、ご本人にとって非常にきつく感じられる時期です。従来、自殺のリスクも上がる時期とされてきました。近年では、うつ病の重症度と自殺のリスクは相関関係にあることが知られています。つまり、自殺はうつ病のどの重症度でも起き得ますが、うつ病が重症なほど、自殺の危険が大きい。

症状が回復しても、6～9か月は治療を継続し、薬も飲み続け、再発予防療法や維持療法を受けていただきます。

良くなったと思ってすぐに治療をやめると、10年間の追跡調査で2人に1人が再発します。再発防止策をとることで、再発を4人に1人に減らせます。

回復期には波があるのが大事なポイントです。波を小さくし、穏やかに良くなっていくようにしたいものです。

うつ病が良くなっていくといっても、「反応」「寛解」「回復」には違いがあります。皮膚の傷にたとえると、徐々に出血量が減ってきたのが「反応」、かさぶたができて止血した段階が「寛解」です。「寛解」に至れても無理は禁物です。かさぶたが無くなって「回復」に至っても、まだ傷跡は残っているかも知れません。再燃、再発しやすいとされるうつ病について、こんなふうに理解していただければ分かりやすいのではないでしょうか。

「回復」以降が、いよいよ本格的なリハビリです。

（5）「回復期」は6割主義で

「回復期には波があるのが大事なポイント」と書きました。波状経過と呼んだりしていますが、調子の良い時と悪い時とが見られるようになってきます。

「反応」が見られると、つまり、治療効果が表れてくると、多くの場合この波状経過を経験するようになる。まずそのこと自体が、良くなってきていることの証拠であることを、事前に患者さんに伝えておくようにしています。そうでないと、良くなってきた、良くなったと思っていたのに、また悪くなる。この良い時とその後にくる悪い時の落差が大きいと絶望しやすく、自殺の危険が高まりやすいです。

波は消せないとしても、良い時と悪い時の落差を少しでも小さくしてしのぐには、ではどうしたらいいでしょうか。患者さんに聞きますと、「抑えて暮らす」と答える人がほとんどです。他の精神科医療機関から転院された患者さんからも、そのように助言されたと聞くことが多いです。

間違いではありませんが、筆者は、波状経過の良い時に6割主義で暮らすように指導します。さらに、6割主義とは、今日5個やれそうだと思えても2個あえてやらないようにすることと説明します。波の山である良い時の暮らし方の結果、疲れといってよいと思いますが、それが波の谷の深さとなって経験される。そう見えるからです。

以上のように口頭での助言では、どうしても振れ幅を小さくできない時、振れ幅が小さくなることを期待して、気分感情安定（調整）薬を追加使用することもあります。それは同時に、抗うつ剤（効果）増強療法になります。

（6）薬はいや？

薬物療法に使われる薬は向精神薬といわれ、抗精神病薬、抗不安薬、抗うつ薬、気分感情安定（調整）薬、禁酒補助薬、睡眠薬などがあります。薬さえ飲んでいればかなり効果があるという方も少なくありません。

最近は精神科の薬に対する否定的な情報も報道されたりするせいか、「薬を使いたくない」という患者さんもいます。

〝クスリはリスク〟とも言われます。ですから、薬を使う場合でも、診療ガイドラインに沿い、一つの薬を十分量・十分な期間使って経過の診断をしながら進めるべきです。

筆者は、患者さんの希望にできるだけ沿って治療を組み立てるようにしています。その場合、薬物療法を行わない場合のデメリットも知ってもらうようにしています。

治療を行わずうつ病の自然経過を見た場合、1年後には40％が寛解（かんかい）に至り、20％が部分的な反応を示し、残る40％は依然としてうつ状態だったという研究報告があります。一方で、抗うつ薬による治療を行うと、どの抗うつ薬であっても約50～70％が反応を示し、8週間の治療で、反応した患者の約3分の2が寛解に至る。寛解に至らなかった患者も、他の抗うつ薬への変更や抗うつ効果増強療法といった追加的な治療で寛解に至る例も多い。しかし、約10％は複数のうつ病治療でも十分な効果が得られないと考えられています。

精神療法と生活療法でいろいろな工夫をしたけれども経過が思わしくなく、薬の使用を希望されて「寛解」「回復」に至った患者さんもいます。初回うつ病の場合、「回復」に至り、職業生活機能が病前水準に戻ってから9か月間、服薬を継続すれば、服薬を徐々に減らしてやめることも可能です。

（7）経過の診断も操作的に

うつ病が発症してから自殺までの期間が、ある程度あった事案でのこと。うつ病の発症は、業務起因性である。しかし、そのうつ病は途中で良くなって、仕事とは関係なく自殺に至ったのである、と被告が主張して争いになりました。うつ病が「回復」してから再びうつ病の診断基準を満たすほどに悪化した場合が「再発」です。一度「回復」したら一つのうつ病は終わったと考えるのがルール。ですから、うつ病が途中で良くなったといいうけれども、うつ病が「回復」にまで至ったのかどうか。それが争点になったわけです。

うつ病の「寛解」「回復」の判定基準は、古くはFrankらによる1991年基準が知られています。HAM—D（ハムディー）という17項目からなるうつ病評価尺度による定義もありますが、ここでは図表4の9つの診断基準症状による定義を紹介します。

▽寛解＝2週間以上、図表4の9つの診断基準症状のうち2つ以下という状態が続くこと

▽回復＝8週間以上、診断基準症状のうち2つ以下という状態が続くこと

筆者は、こちらの判定基準を使って、日常臨床で実践しています。外来通院間隔を基本的に2週間とし、その都度9つの質問を行って、症状が改善しているかを判定します。薬物療法を行っている場合、それが薬効評価になります。改善していなければ、抗うつ薬を増量します。同時に、症状の寛解にはどうしたらいいか、患者さんとともに検討します。いかに寛解に持ち込めるかが、うつ病の初期治療の最初の目標になります。

こうした、操作的基準に基づいた、うつ病の診療ガイドラインができています。しかし、残念なことに、労働関連うつ病や自殺で、精神科医療機関の通院歴があり、カルテを拝見することがありますが、操作的な経過の診断がなされているものを見たことがまだありません。

（8）職場復帰成功のカギは

メンタル不調者の職場復帰を成功させるカギは何でしょうか。

症状が十分回復してから本格的にリハビリを開始します。症状の回復と障害（能力）の回復は別です。一般的には、症状の回復より障害（能力）の回復の方が後になります。（次ページ図表6）

体力、気力、能力、仕事力をリハビリで十分回復させます。症状が回復した時点で、病前の能力の何割くらいまで回復したか、自己評価してもらいます。

握力測定もします。筋力だけでなく、バイタリティの回復指標にしています。性別・年齢別の平均握力より10キロ以上低い人で、職場復帰・職場定着を成功させた患者さんはいません。リハビリの進捗の目安として、目に見える分かりやすい指標として使っています。

まずは、体力づくりメニューから始めます。体力が戻ってくると気力が戻り、頭も働くようになってきます。体力、気力、パフォーマンスはそれぞれ別々のスピードで回復するようです。

在宅リハビリでは、「2週ごとアップ」に心掛けてもらいます。たとえば、体力づくりとして、1日10分、ウォーキングすることにしたとします。それで1週間やってみて、疲労の蓄積がないか体調をよく観察してもらいます。疲労の蓄積がないようなら、同じメニューでもう1週間継続。2週目に疲労の蓄積がなければ、メニューをアップ。1週後、2週後、いずれの時点でも疲

図表6　復職支援のステップ

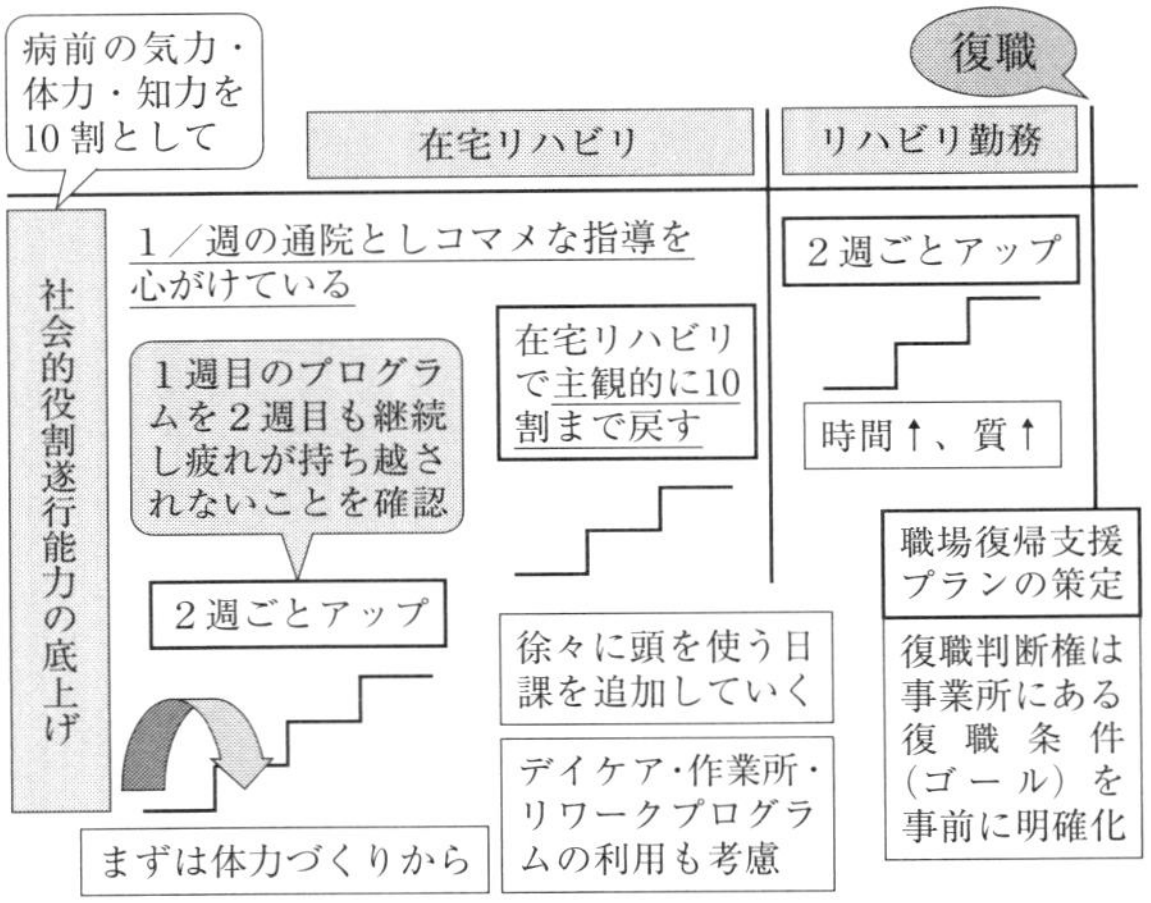
復職
病前の気力・体力・知力を10割として
在宅リハビリ
リハビリ勤務
社会的役割遂行能力の底上げ
1／週の通院としコマメな指導を心がけている
1週目のプログラムを2週目も継続し疲れが持ち越されないことを確認
2週ごとアップ
まずは体力づくりから
在宅リハビリで主観的に10割まで戻す
徐々に頭を使う日課を追加していく
デイケア・作業所・リワークプログラムの利用も考慮
2週ごとアップ
時間↑、質↑
職場復帰支援プランの策定
復職判断権は事業所にある
復職条件（ゴール）を事前に明確化

労の蓄積を感じたら、一歩前のメニュー、たとえば1日5分のウォーキングに戻します。こうして、時にジグザグに段階的に障害（能力）の回復を図っていきます。

復職・休職者支援プログラムやデイケアをできるだけ利用してもらいます。都道府県に最低1か所、障害者職業センターが設置され、そこでリワークプログラムを提供しています。リワークデイケアは、まだまだ大都市圏が中心かも知れません。こうしたプログラムを利用開始する際の目安には、まだ明確な基準はありません。筆者は、在宅リハビリで、体力・気力・パフォーマンスが、自己評価10割となってから、こうしたプログラムを利用してもらうようにしています。少し慎重すぎる気がしますが、安全な目安ではあります。この慎重な基準であれば、まず、再発はしません。

発症（再発）した場面や状況で再発しやすいので、再発予防対策を立てることが重要です。そのため、認知行動療法や社会生活技能訓練（ＳＳＴ）を受けてもらうこともあります。

職場に支援プログラムが整備されていない場合、国の施策について情報提供し、復職支援プログラムの整備をしてもらいます。

復職後の時期に応じて外来通院間隔を微調整し、職場の上司や産業医と連携を図ります。

（９）５つの段階で職場復帰支援

厚生労働省は２００４年、「心の健康問題により休業した労働者の職場復帰支援の手引き」を策定し、２００９年に改訂版を出しました。そこでは５つのステップが示されています。

①休業開始・休業中のケア＝上司や産業保健スタッフなどによる早い段階でのケア
②主治医の復帰可能性判断＝支援の本格的スタート
③職場復帰支援プラン＝一人ひとりの休職者に合った計画を作成
④職場復帰の決定＝最終的に職場復帰可能かは職場側が判断、もちろん復帰困難とする場合は合理的な理由が必要
⑤復帰後の追跡調査

厚労省の調査によると、職場で強い不安、ストレスを感じる労働者は約６割、「メンタルヘルス上の理由で連続１か月以上休業または退職した労働者」がいる企業は10・０％（２０１３年）

にのぼります。そのうち、職場復帰した労働者がいる企業割合は51・1%(同)、職場復帰支援プログラムが整備されている企業割合はわずか17・5%(同)です。
職場復帰の状況は、まだまだ満足できるものではありません。

■経営者・管理監督者の役割が大きい——職場復帰・定着を成功させるポイント①

Bさんは、50代の小学校教員。その年赴任したマンモス校の校区内に、女性シェルターがあり、そこから通う落ち着きのない子どもを複数受け持つことになりました。十分ベテランと言ってよいBさんでしたが、従来の経験の範囲では、どうしても学級運営が立ち行きません。「くたびれ果て」「熟睡感がなくなり」ました。B先生の変調に気づいた学年主任が教頭に相談したところ、学校長のアドバイスで筆者の許を受診しました。

うつ病に対する通常の治療を行いました。休職後まだ数か月で、校長先生は、B先生がうつ病の診断基準症状3~4つを経験しているような状態で、まだ十分よくなっていないことを承知の上で、B先生に、「新年度は単科専任とするし、可能な限り業務軽減や調整をするので戻ってみたら」と提案しました。B先生は、新年度になるのを機に復職しました。その後1年間をかけて、じっくりうつ病を良くし、次年度からは担任を担えるまでに回復しました。

B先生を通して筆者が得た教訓は、社員(教員)の職場復帰・職場定着を成功させるためには、経営者・管理監督者(校長・教頭)の役割がいかに大きいか、ということです。

■システム構築と調整・管理機能が成功のカギ
——職場復帰・定着を成功させるポイント②

双極性障害（躁うつ病）を抱えた30代の男性システムエンジニアCさんの場合、職場復帰支援プログラムもリハビリ勤務制度もなく、本人と上司の間だけで調整の上、復職せざるを得ませんでした。この最初の復職後は、かなり早いペースで通常業務に戻り、結局再発。

再休職中に、有名な精神科医が嘱託産業医として赴任し、「復職支援の手引き」に沿ったシステムが構築されました。また、復職後の配属予定部署の上司の要請により、筆者を交えた3者面談が持たれました。躁転（躁になること）を予防することが肝心で、躁転のサインに気づいたときに周囲（上司や同僚）から〝キュー〟を送ってもらったら無条件に従う「行動契約」が取り付けられました（次項）。

上司が表にして持参した職場復帰支援プランを、3者で相談しながら修正し確認しました。また、躁転のリスクファクターである、「目標達成志向のライフイベント」（次々ページ）を避けるよう、本人・上司と共有する一方、本人には、日課表の記録を継続してもらいました（日課表には睡眠・食事時間・日中の活動を記録、社会生活リズム療法と呼びます）。

筆者がCさんの例から得た教訓は、復職前後の支援システムが構築されていることと同時に、Cさんの上司が発揮してくれた、復職に際しての調整・管理機能が大事ということです。介護保険の介護支援専門員と同様の、ケースマネジメント機能と言い換えると理解しやすいかも知れません。

(10) 似て非なる病気「躁うつ病」の場合

Cさんの例で、双極性障害(躁うつ病)に触れました。躁うつ病の病名には、うつ病が含まれていますが、筆者はうつ病と躁うつ病は「似て非なる病気」である、と啓発してきました。DSM—5では、別々の病気として分類されるに至りました。躁うつ病の場合、うつでも躁でもない「ベースライン」を1か月維持出来たら、リハビリを開始してもらいます。リハビリの組み立ては、うつ病の場合と同じです(39ページ以降)。

双極性障害(躁うつ病)の場合、職場復帰・定着を成功させるポイントとして、うつ病の場合に加え、次の2項目を付け加えたいと思います。

■「躁転サイン」に気づく

躁うつ病を抱えた患者さんの場合、躁・軽躁状態が高く長いほど、うつが深く長くなる傾向があります。患者さんはうつがつらく苦しく、出勤困難に至ることもあります。躁転を防ぐことがとても重要です。

睡眠時間が短くなる、声が大きくなる、表情が豊かになる、などが躁転のサインです。患者さんごとでは異なっていますが、一人の患者さんではいつも同じ場合が多いです。躁転サインに周囲の人が先に気づくことができれば、躁転を防げます。こうした工夫で、複数回休職していた患者さんが復職し、職場定着に至った事例がたくさんあります。

■躁転の起きやすい時

躁転の起きやすいのは、次の2つです。「生活リズムが攪乱（かくらん）されるライフイベント（生活上の出来事）」（A）と「目標達成志向のライフイベント」（B）があった時です。

時差を伴う海外出張がAの典型例です。締切に追われるとか、よしやるぞがんばるぞと、腰にぐっと力が入るような出来事がBの例です。

お葬式を考えてみてください。人が死ぬのは、計画通りではありません。今のように葬儀業者が発達してなかった頃は特に、突然、予期せぬ形で亡くなり、通夜・告別式をいついつまでにこなさなければならないなんてことになりました。おちおち悲しんでいる暇などなく、睡眠時間を削ってでも対処しなければならなくなり、躁病を発症。これを「葬式躁病」と呼んだりしました。

躁転の起きやすい2パターンを逆手にとれば、「規則正しい生活リズムと淡々とした日々の暮らし」がいいということになります。これを躁うつ病治療のモットーにしています。

(11)「早すぎた復職」を予防

筆者が関わった過労自殺事例で、「早すぎた復職」が原因で、自殺してしまったと思われたものが複数あります。

うつ病の症状の一つとしても、焦燥があります。だいたいがその症状ゆえに、早く復職しなければと焦り、結果的にはまだ十分よくなっていないのに、復職を試みるけれども失敗。かえって休職期間が長くなってしまう。それくらいならまだしも、最悪、絶望して自殺してしまったと思われる例がありました。

うつ病の「経過の診断」をすること、症状が「寛解」「回復」に至るまでは原則2週間ごとに操作的基準で病状評価をすること。慎重すぎるかも知れません。しかし、定期的に病状評価することで、病状ゆえに「復職しなければ」と焦っているのか、十分に症状も障害も回復して余裕をもって「復職したい」と思っているのか。患者さんに納得感をもって、復職に臨んでもらえるようになっていると感じます。

復職するのはいつでもできる。復職後、いかに職場に定着できるか、病気を再発させずに済むか。それを予め視野にいれ、復職までの治療とリハビリの計画を立てることが大事と考えています。

ただし、職場の就業規則で大変短い休職期間しか認められておらず、退職せざるを得ない患者さんも目につきます。つまり、現実的な理由で焦っている場合がままあります。できれば、傷病手当給付金を受けられる1年半、それが無理ならせめて少なくとも1年程度は、退職せずに休職できるよう、就業規則の整備が必要と思われる会社も見受けます。

3　メンタル不全や「過労自殺」の予防

ここでは、主治医としてあるいは嘱託産業医としてメンタル不全や過労自殺を予防するための考え方とともに筆者の経験をお話しします。

(1)　職場に応じた予防対策

メンタル不全や過労自殺をどう予防するのか。3つ、ないし4つの予防段階があります。

▽1次予防＝病気そのものにかからないようにする（罹患率の低下）

▽2次予防＝病気を早く発見し、適切に対処・治療する（有病率の低下）

▽3次予防＝再発を防ぎ後遺障害が残らないようにする（再発率の低下）

健康を保持するだけでなく増進する活動を「0次予防」と呼ぶことがあり、これを加えると4つの予防になります。

1次予防では、職場を活性化させ、労働環境を改善する方策がポイントです。

メンタル不調の原因となるストレスには、「長時間・過重労働」「パワハラ」「努力の報われない仕事」などがあります。「成果主義」によっていずれのストレスも悪化します。こうしたストレス要因の制御・管理が大切です。

2006年に労働安全衛生法が改正され、長時間労働者に対する医師の面接指導が事業者に義務づけられました。2008年からは小規模事業所（法律上は事業場）でも義務化されています。常用労働者が50人以上いる事業所が設置する衛生委員会でも実情を調査・審議します。

厚生労働省は2015年5月、「パワーハラスメント対策導入マニュアル」を公表しました。対策として、就業規則の改定による懲戒処分との連動などが示されています。

(2) ストレスチェック制度の義務化

2015年12月、ストレスチェック制度が導入されました（図表7）。

メンタル不調を未然に防ぐ対策として、過重労働、裁量性の低さ、職場の支援状況、ストレス

図表7　ストレスチェックと面接指導の実施に係る流れ

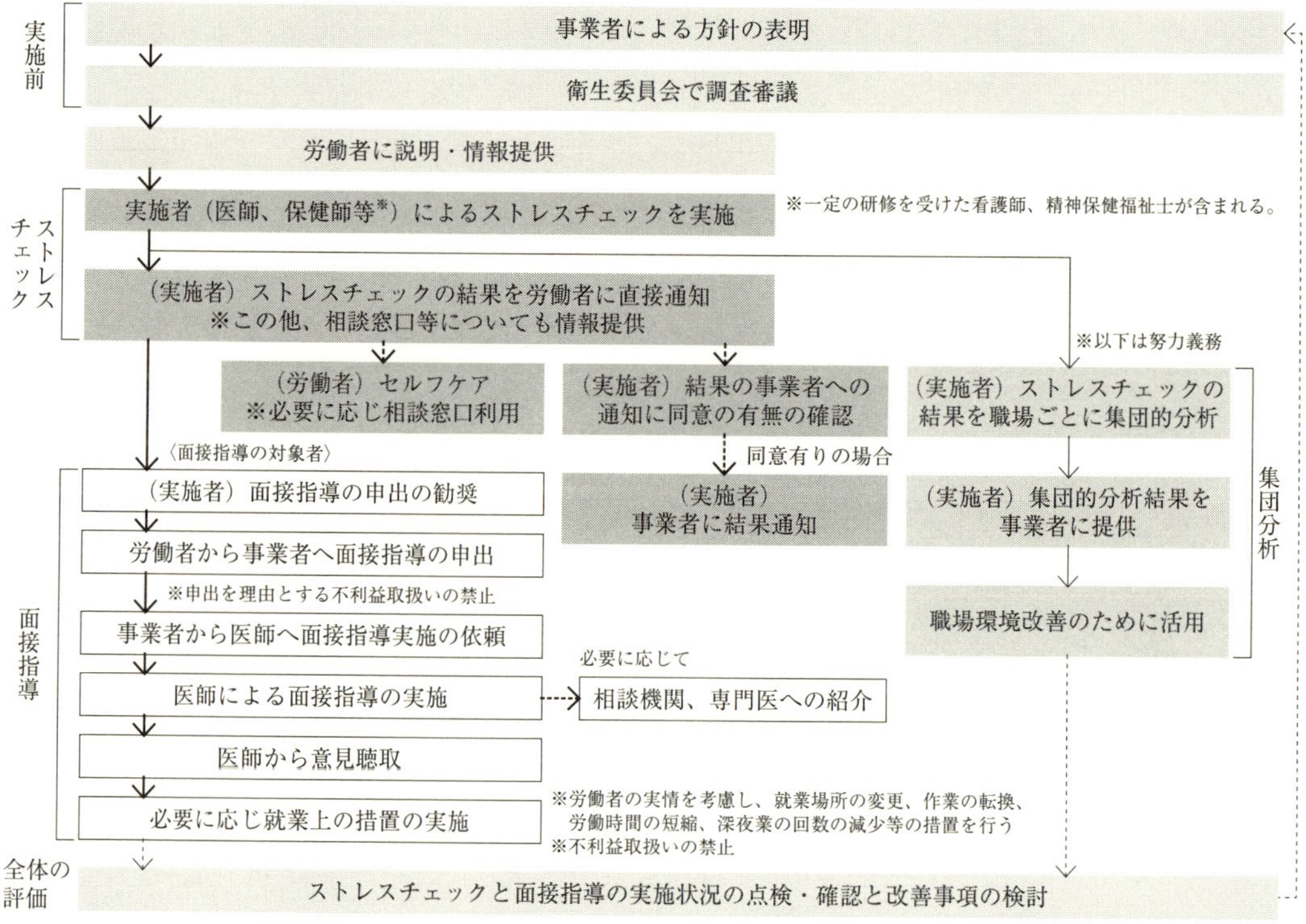

状態の調査が事業者に義務づけられ、始まっています。

チェック項目は、職業性ストレス簡易調査票57項目が推奨されています。「労働ストレス要因」を追加調査し、高ストレス状態とストレス要因の関係を明らかにできれば、職場に応じた対策をとることができます。

この制度の詳しい解説と、批判、ならびに活かし方については、102ページ以降で改めて述べます。

■時短で効率もアップ

メンタル不調による休業者が新規に年間3％に達していた事業所では、筆者も産業医として関わり、発生率を0・5％に減らしました。

まず衛生委員会で休業の要因を分析。職場ごとに時間外労働時間リストを提出してもらい、どう減らすか討議を重ねました。長時間労働が顕著な職場には職場巡視を実施し、職場長から労働実態を聞き取りしました。

具体的には
▽必ず代休を取得させる
▽職務分担を減らす
▽繁忙時に定年退職者（OB・OG）を臨時職員として雇う

▽他部署から応援を派遣するなどの対策を講じました。2015年度から、超勤した翌日午前の半日時間休制度を創設しました。疲労の蓄積が解消され、効率が上がったとの声も聞こえます。

図表8　事業所における労働者の心の健康づくりのための指針

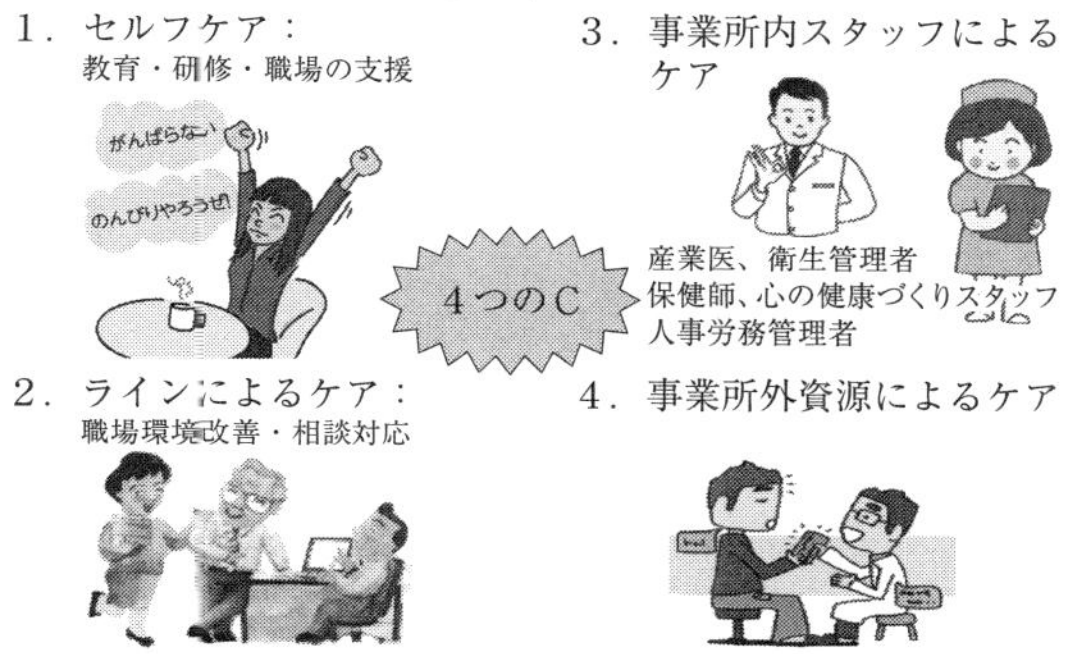
1．セルフケア：
教育・研修・職場の支援
がんばらない
のんびりやろうぜ！
3．事業所内スタッフによるケア
産業医、衛生管理者
保健師、心の健康づくりスタッフ
人事労務管理者
4つのC
2．ラインによるケア：
職場環境改善・相談対応
4．事業所外資源によるケア

（出所）http://www2.mhlw.go.jp/kisya/kijun/20000809_02_k/20000809_02_k.html

（3）4つの〝C〟で業績アップ

職場での心の健康づくりを進める上で、4つの〝C〟が大切です（図表8）。Cはケア（Care）の頭文字です。

使用者の責任

①セルフケア＝従業員が自分でケアしやすいように、職場が教育・研修の機会を提供し、支援する

②ラインによるケア＝上司が部下の職場環境を改善し、相談に応じる

③事業所内スタッフによるケア＝産業医、衛生管理者・推進者、人事労務管理担当者などが

対応する

④事業所外資源によるケア＝外部専門機関が提供する従業員支援プログラム（ＥＡＰ）などを活用する

厚生労働省が２０００年に「事業場における労働者の心の健康づくりのための指針」を発表してから16年が過ぎました。指針も改定され、職場におけるメンタルヘルス対策は徐々に進んではいます。しかし「何らかのメンタルヘルス対策に取り組んでいる」と回答した企業は、２０１３年の調査で、大企業を中心にまだ６割に留まっています。

労働契約法の２００８年の改正で、労働者に対する使用者の安全配慮義務（５条）が法律に初めて明記されました。「４つのＣ」の推進も、使用者（経営者）の責任です。

職場での心の健康づくりの成否は、使用者（経営者）の姿勢にかかっています。会社の経営方針や年度計画の中にメンタルヘルス対策の具体的計画を盛り込むよう、労働者の側から働きかけましょう。

■経営左右する

企業や組織が業績を上げるには、企業や組織自身が健康でなければなりません。かつて、メンタルヘルス対策が企業経営に及ぼす影響について考えていた経営者は、ほとんどいませんでした。しかし時代は変わり、今や「健康職場」（１７２ページ以降参照）の実現が企業経営を左右する重要な要素になっています。

米国の国立労働衛生研究所（ＮＩＯＳＨ）が提唱している「健康職場モデル」でも、労働者の健康と組織の業績は相反するものではなく、相互に作用し、両立するものだと指摘しています。組織の健康には、会社の経営方針、組織風土、管理方式が重要な決定要因だとしています。

（４）職場における自殺を防ぐために

脳卒中や心筋梗塞など身体的原因による「過労死」は徐々に減ってきています。また、「年間自殺者数３万人時代」も、徐々に乗り越えられつつあります。

しかし、「勤務問題」を原因・動機とする自殺はいまだ年間２２００人程度が続き、あまり減らずに横ばいです。１９９０年代後半以降、過労や職場ストレスに起因する「過労自殺」が社会問題化しています。

自殺という不幸な結果にならないために、どんな工夫が必要でしょうか。

■こんな工夫を

昇進、転勤、配転、リストラはメンタル不調のリスクとなりえます。人事に関わる変更がある際、十分な引き継ぎや申し送りをして移行ストレスを減らすのはもちろん、職員教育の中にメンタルヘルス問題を必ず入れる工夫をしましょう。

長時間過重労働をなくすことはいうまでもありません。義務化された「長時間労働者に対する面接」や2015年12月から義務化されたストレスチェック制度の活用も大事です。

これで、長時間過重労働と職場の支援に対応する、最低限の制度設計を労働行政としては整備したことになります。

精神疾患にかかる前や自殺行動に至る前に、多くの人がハラスメント（嫌がらせ）、家族の病気、介護など、生活上の出来事を経験しています。そうした出来事に対する対処力を向上させる教育・研修も有効です。

■変化に気づく

本格的な病気になる前に、ほぼ100％の事例で何らかの心身の変化がみられます。本人も周りも早めに変化に気づくことが自殺予防につながります。職場よりも家族の方が心身の異変に早く気づけることがありますが、職場の同僚や上司が先に気づくこともあります。

本人の同意を得て、職場の相談窓口や精神科医の受診につないでいきましょう。

▽身辺を整理する

▽「死にたい」と口にする

▽アルコールや薬物を乱用する

▽慢性疾患の治療を怠る
▽事故傾性——事故を起こす、けがをする
——といった「自殺のサイン」があります。

図表9　Dさんの自死未遂に至るリスク増加

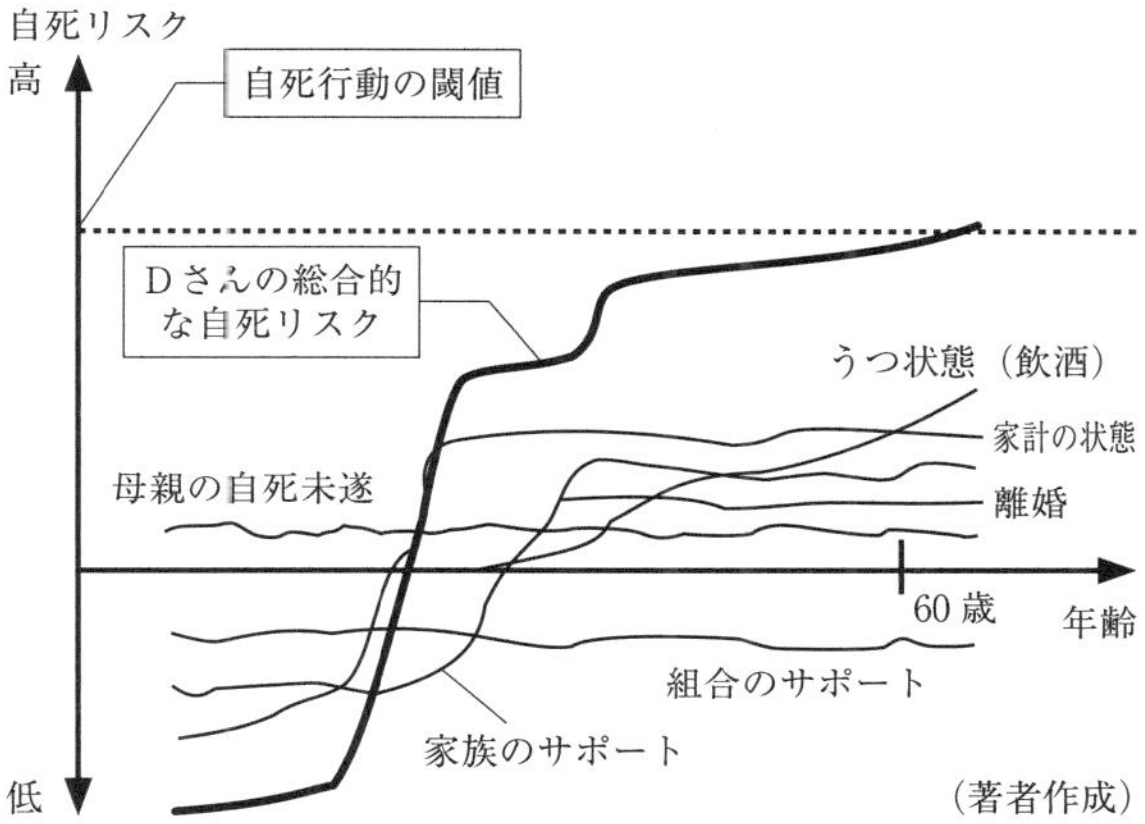

（著者作成）

サインに気づいたら、時宜を失わず上司や健康管理スタッフにつなぎましょう。

■断酒で自殺リスクを除く

自殺未遂に及んだDさんは、労働組合の役員と一緒に筆者の外来に来ました。診断はアルコール依存症（DSM—5ではアルコール使用障害）、それによるうつ状態でした。

Dさんは、子どもの頃に、母親を自殺で亡くしています。Dさん本人は飲酒と飲酒によるトラブル続きで離婚し、その頃から飲酒量がさらに増え、うつ状態が悪化しました。酒気帯び出社や遅刻が増え、上司に強く叱責されたことで、総合的な自殺リスクが閾値（いきち＝境界値）を超え、自殺未遂に至ってしまいました（図表9）。自殺リスクのどれかを除くことができていれば自殺未遂行動は防げていたかもしれません。

Dさんは受診後、断酒を決意。1か月後にはうつ状態から抜け出て職場関係も改善し、その後は自殺未遂行動に至らずに仕事を続けています。

■自殺未遂者のフォロー

先のDさんのような自殺未遂者のフォローは、再自殺を十分に防げることが解明されています。わが国からも、自殺未遂者の再自殺予防効果を明らかにした画期的な研究が報告されています。

ここでは、Fleischmannらの2008年の研究を紹介します。

5か国1867人の自殺未遂者を通常治療群と短期介入および定期的なコンタクト（接触）を継続する群の2グループに分けて効果が比較されました。通常治療群は、手首を切った人の傷の手当てをするとか、過量服薬した人の胃洗浄をするといった身体的治療だけして、その後定期的なコンタクトをとったりはしませんでした。短期介入と定期的なコンタクトを継続する群は、自殺未遂が起きた後、できるだけ退院直前に約1時間にわたって、認知療法的なアプローチに加えて、自殺や自殺未遂についての事実を教育。その後、18か月間に電話か直接訪問で9回計画的にコンタクトを継続しました。コンタクトを継続した群では、基本的な2つの質問をする5~10分程度のやりとりと、何か必要としているものがあれば、それが得られるように取り計らいまし

た。2つの質問とは、

――「いかがですか？」

――「何か必要なものはありますか？」

コンタクトは、退院後1・2・4・7・11週後、4・6・12・18か月後の、計9回計画的に行われました。

その結果、18か月間の自殺による死亡は、通常治療群で2・2%に対し、短期介入と定期的なコンタクト継続群では0・2%にとどまったというものです。計画的にコンタクトを継続した人は、医師、看護師、心理士でしたが、ほとんど特別なトレーニングはしなかったそうです。とても簡単で短時間のコンタクトでコストもあまりかからないやり方です。家族や同僚や地域住民が、簡単で短時間の最低2つの質問を含むコンタクトを継続的にとれれば、再自殺を予防することが明らかにされたわけではありません。しかし、大変有益で示唆的な研究結果だと思います。

(5) 療養・復職に制度を積極的に活用

職場のメンタルヘルスに関連して利用可能な制度（次ページ図表10）を紹介します。

治療や療養のため休職せざるを得ない場合、まず、会社の年次有給休暇や休職制度を必ず確認

図表10　利用可能な主な制度

制度	手続き	概要
傷病手当金制度	健康保険、共済組合	業務外の疾病、標準報酬日額の２／３を支給
高額療養費制度	健康保険、共済組合、国民健康保険	自己負担額の限度額を超えた分の払い戻し
労働災害保険給付	労働基準監督署	業務上の疾病。自殺が対象になる場合も
精神障害者保健福祉手帳	市区町村	税金の控除、障害者雇用枠での就労など
自立支援医療制度	都道府県（申請は市区町村）、政令市	長期通院の場合、自己負担の軽減
障害者職業センター	センターや支所	復職・リハビリなど

しましょう。

業務以外の理由による病気や負傷の場合、傷病手当金制度が利用できます。健康保険や各種共済組合などの被保険者が療養中の生活保障を受けられる制度です。今でも、意外と知られていません。休業期間が３日間を超える時に適用され、同じ病名や負傷の場合、１年半まで受給可能です。

業務上の理由による病気や負傷の場合は、労働災害保険給付が受けられます。精神疾患が「業務上」と認められるのは、発症前おおむね６か月間に「業務による強い心理的負荷」があった場合です。精神疾患の労災の認定には半年ほどを要し、認定率は３割程度であることにも留意が必要です。万一失職した場合でも、手続きをとっておけば傷病手当金が切れた後に失業給付を受けられます。

長期の通院が必要な場合、医療費の自己負担額を軽減する自立支援医療制度を利用しましょう。精神障害者保健福祉手帳制度もあります。

通院後１年半たっても障害が残る場合には、障害年金を受けられることが多いです。複雑な支給申請手続きが必要ですので、年金事務所で事前に相談することをお勧めします。

■労基署に相談

メンタル不調を生み出す職場の労働条件、いじめ、嫌がらせなどをなくしていく上で、労働組合の役割が大切です。しかし、組合のない職場も少なくありません。都道府県労働局や事業所を管轄している労働基準監督署の活用も考えましょう。労働局や労基署には専門の相談員が配置されており、労働者、事業主からのあらゆる相談を受け付けています。

「労基署は職場（職域）の警察署」だから大いに活用しましょうと患者さんに勧めています。

復職支援のためには、リワーク（復職）プログラムやリワークデイケアが提供されています。利用できる制度は、ここで紹介した以外にもあります。制度によってはとても複雑です。また、いつの間にか制度の内容や条件が変更になっていたりもします。

労働精神科外来は、看護師、心理士、作業療法士、医療事務に加え、精神保健福祉士とチームで診療しています。精神保健福祉士が、制度活用の専門家です。筆者はいつも頼りにしています。

■復職プログラムの活用例

軽躁（そう）状態とうつ状態を繰り返し、出勤困難だった双極Ⅱ型障害（躁うつ病）のEさん。治療を続け、生活リズムと体力を取り戻し、人と交流しても症状がぶり返さない力をつけたところで、障害者職業センターのリワーク（復職）プログラムを利用しました。

本人、専門の担当者（臨床心理士）、医師の筆者が「3者協議」。軽躁状態とうつ状態を反復していた経過を振り返り、「職場のためと思って奮闘してしまいすぎると軽躁状態になり、その後うつ状態になっていた」と確認し合いました。

復職にあたっては上司も交えた「4者協議」をもち、上司が〝躁転サイン〟のチェックを担当してくれることになりました。復職して半年。一度、軽躁状態になりかかったのですが、上司からの指摘と担当者の助言で乗り切ることができました。

※筆者の患者さんが利用させてもらった障害者職業センターのプログラム内容と担当者の力量は、さすがと感心します。ニーズも大きくなっており、最近では、利用できるまでに数か月の待機期間が必要になっています。玉に瑕（きず）です。

4　労働組合が強い味方に

労働組合の組織率は年々下がり続けています。2014年6月末の推計で17・5％になりました。しかし、働く人のメンタルヘルスにとって、労働組合が果たす役割はますます重要になっています。

■「継続」2倍差

労働政策研究・研修機構が２０１３年に発表した調査では、メンタル不全になった場合、労組の有無によって「就業の継続」に約2倍もの差が生まれていることが示されています。正社員の場合、メンタルヘルスで連続1か月以上療養を必要とした人について「ほとんどが就業継続」と回答した企業は、労働組合のある企業では26・8％に対し、労働組合がないと13・3％でした。非正社員では、「あり」で14・3％、「なし」で8％でした。

F事業所で働き、労働組合の仲介で来院した患者さんを5人同時に受け持っていたことがあります。3人目の受診が始まった頃、労組の役員2人に話を聞く機会がありました。

F事業所ではかつて、精神科受診者が出たらまず休職となり、その後は間違いなく退職に至っていたとのこと。「何とかしたい」と考えた労組では頭を悩ませ、経営側への働きかけを通じて職場の衛生委員会に労働者側委員を2人出せるようになりました。

労働者側委員は、厚生労働省の「復職支援の手引き」や「パワハラの予防提言」が出ていることを産業医に説明。筆者が受け持った1人目の患者さんの復職に当たっては、復職判定委員会を組織するなど復職支援プログラムが整備されました。

その後、筆者は職場内講演会に2回招かれました。参加した経営側衛生委員が「私の目の黒いうちは職場のメンタルヘルス対策をしっかりやる」と従業員を前に宣言するのを見て、筆者も目頭が熱くなりました。その後、５人の患者中２人は通院を終了。２人は元気に職場復帰を果たし、１人は休職せずに通院・就労しています。

■地方センター

労組がない場合でも、心の病を抱える労働者が個人加盟のユニオンに加入し、団体交渉を通じて復職した例もあります。相談窓口としては「働くもののいのちと健康を守る全国センター」の各地方センターも心強い味方です。

■「職場の助け合い」

筆者が精神科医になったばかりの１９８０年代後半。筆者は、統合失調症を抱えたGさんの主治医をしていました。

Gさんの職場の上司から「先生、職場復帰可能の診断書を書いてください。後はうちで面倒をみますから」と頼まれました。「良くなっていない状態なのに大丈夫？」と驚きましたが、Gさんは職場復帰していきました。実は「Gさんの不足の働きは周囲の同僚がカバーしてくれた」と後で耳にしました。これには当時ある種、感銘を受けました。

この20年来、日本の職場環境はどんどん悪化しました。「職場の助け合い」も消えつつあります。心の病を抱える人は、相当良くならないと職場に戻れないのが現実です。

働く人のメンタル不調の多くは職場で生み出されるもの。職場の努力で予防し、病を抱える人を支援することも可能なはずです。

5　労働精神科外来の役割

以上述べてきた全体を振り返ってみた時に、労働精神科外来は、次のような役割を果たしているとまとめられます。

▽操作的に、ということは国際共通基準に沿って、疾患診断する
▽できるだけ発症時期を特定する
▽発症時期の前後で経験した職業上／非職業上の心理的負荷を査定する
▽できるだけエビデンス（科学的根拠）に基づいた標準的な治療を提供する
▽症状の「経過の診断」も国際的に共有されている操作的な方法で行う
▽症状の完全寛解（ＤＳＭ―５）を目指す
▽障害の回復レベルの診断を行いながら復職に向けたリハプランを共に立てて進める
▽疾患（うつ病、躁うつ病、不安障害、ＰＴＳＤ等）の特性に応じたリハプランを立てる
▽リワークデイケアやリワークプログラムのような、役に立つ社会資源情報を提供する

▽できるだけ職場（や産業医等）と連携する
▽その際、衛生委員会をはじめとしたメンタルヘルス対策の整備状況をアセスメントする
▽必要に応じ、厚労省から発出されている復職支援の手引きや心の健康づくり指針等について情報提供する
▽目の前の一人の患者さんという〝窓〟を通して、職場の労働ストレス要因をアセスメントし、職場（や産業医等）と協力しながら、復職先のメンタルヘルス対策が進むように働きかける

これらに加えて労災申請の支援と治療も大切な役割の1つとなっています。

（1）精神科医・精神科医療機関と労災認定

労働精神科外来には、精神疾患が労災と認定された患者さんも多数通院されています。代々木病院は、東京のど真ん中にあります。診療圏ということで、東京労働局のホームページで確かめると、2014（平成26）年度中の、精神障害事案の労災請求件数は253件。認定件数は91件。ともに前年度に比べて増加しています。ちなみに、東京労働局管下には、18労働基準監督署があります。1労基署当たり14件。労災認定実務は、申請する側にとっても、受任する側にとっても、とても手間がかかる作業（業務）と思います。

２０１４年の東京都の精神科・心療内科医師数は３１５０人でした（都道府県別統計とランキングで見る県民性 http://todo-ran.com/t/kiji/13220）。労災請求案件は、精神科・心療内科医12人につき年間1件程度ということになります。筆者は、代々木病院に赴任後の7年間で、主治医として10人の意見書を労基署に提出していますので、この点からも労災認定に関与することの多い精神科医と言えるでしょう。

代々木病院精神科外来には、これから精神疾患や自殺の労災申請をしたいと、受診相談される方がとても多いです。労働組合や弁護士さんを通じた照会も途切れません。

読者の皆さんや周囲の方から、精神疾患や自殺の労災申請をしなければならない〝当事者〟が出ないようにというのが本書の趣旨です。しかし、備えあれば憂いなしとも言います。

労働精神科外来の診察室から見えてくる、精神疾患・自殺の労災認定についてご紹介したいと思います。

■精神科医療機関が労災指定を受けるのは喜ばれる？

労災申請したいと主治医に申し出たら、転院（他の精神科医療機関に移ること）を勧められたという受診相談を時々いただきます。

「うちでは、労災は扱っていない。他に移ってほしい」

ここで「扱っていない」というのが、自院が労災指定医療機関でなく、今後とも労災指定を受ける気はないということなのか。精神疾患の労災申請には関わりたくないということなのか。受診相談者に確認していただくようにしています。

自院が労災指定医療機関でなくても、管轄の都道府県労働局に所定の書類を揃えて申請すれば、ほとんどの場合、指定してもらえます。指定の効力は指定日から3年間。現職に異動する前、精神科診療所に勤務しており、事務長が手続きしてくれました。さほどの手間ではなかったそうです。また、当時、労災指定の精神科診療所が少なかったようで、むしろ喜ばれたと聞きました。なお、代々木病院は労災指定医療機関です。

ですから、仮に現在、通院中の精神科医療機関が労災指定医療機関でない場合、ぜひ、主治医に、労災指定を申請していただけないか、お願いしてみてはいかがでしょう。

「もしも労災と認められても、先生に続けて診ていただきたいです。労災指定医療機関の申請をぜひお願いします」（例外的に労災指定医療機関でなくても療養を継続できる場合があります）

ところで、労災申請しても年間の認定率は、31％（2015年度）。筆者は、この認定率は低すぎるのではないかと考えていますが、実績として認定率が31％に過ぎないことは消せない事実です。要するに、申請しても7割は労災認定されていません。労災を申請するに当たっては、この程度の認定率であることを押さえておく必要があります。

その上、その結果を出すまでの期間の努力目標は、労基署の場合、6か月です。これも事前に知っておいた方がいいと思います。労災申請して労災認定されるとしても、6か月程度は、医療保険での診療になります。慌てて転院する必要はありません。
残念なことに労災認定されなければ、引き続き今の主治医に診療していただけばよいのです。

■精神科医は労災申請に関与せざるを得ない

労災申請者が、代々木病院精神科に転院されたとします。その場合でも、それまでに通院していた医療機関の主治医には、労基署から「意見書」を提出してくださるよう、だいたい依頼がいきます。労災申請に関しては、ある程度〝扱わないといけない時代〟になっています。

「意見書」の様式と内容（項目）は決まっています。次の11項目です。

――その医療機関の初診日、受診したきっかけ（来院経路等）及び初診時の主訴、初診時における症状、疾患名及びそのように診断した根拠（できるだけＩＣＤ―10の診断ガイドラインに基づいて）、発病時期及びそのように診断した根拠、発病原因及びそのように診断した根拠、治療経過・投薬状況などの治療内容・現在の病状、精神障害の既往歴、他の医療機関・診療科の受診の有無（有の場合はその治療・投薬等を含む内容）、当署職員がこの方からの聴取を行うに当たっての制限等、その他参考事項。

逆に、労災申請を視野に入れた場合、現在の主治医と精神科医療機関には、以上の11項目について「意見書」を記入していただくことになることを、念頭に入れておかれるのがよいと思います。それを念頭において、精神科医・精神科医療機関と上手にお付き合い願えたらと思います。

■意見書・鑑定書作成には手間暇がかかる

筆者は、この20年間で、自殺67件、精神疾患24件の、意見書・鑑定書を提出してきました。労基署に提出する文書が意見書。先に述べた11項目の、労基署から主治医に要請される「意見書」とは別に提出した意見書が14件あります。

裁判所に提出する文書が鑑定書です。原告やその代理人弁護士から依頼を受けて作成されるので、正式には、私的鑑定書と言うそうです。裁判の場合は、一度鑑定書を提出したら終わりではなく、補充意見書を求められることが多いです。ですので、件数は91件ですが、文書作成件数はもっと多いです。

率直に言って、これらの文書を作成するには手間暇がかかります。労基署に提出する11項目の「意見書」を書くだけでしたら1時間程度で済みます。しかし、その場合も、通常の診療とは別に、事前に詳しい面接を設定する必要に迫られることがほとんどです。それに要する時間は、概(おおむ)ね半日程度でしょうか。

自殺案件で裁判所に提出する文書を作成するには、一層手間暇が必要です。「心理学的剖検」と呼ばれている精神医学的な方法で対応するのですが、生前のご本人に関するできるだけ多くの情報を集めてその分析をします。一番多い時で、みかんの段ボール箱2箱分の資料が届けられたことがあります。加えて、生前の御本人をよく知る近親者、できるだけ複数に対して面接調査も実施します。これまでの最長は、合計20時間です。この事案では、3回に分けて、午後から夜に面接を実施しました。

きちんと対応しようとすれば、このように手間暇がかかるので、「労災は扱っていない」と敬遠されがちなのも、正直なところ分からないでもありません。

■近年の労働関連自殺、いわゆる過労自殺の動向

ついでに、こうした意見書・鑑定書作成に関わっている立場から、近年の労働関連自殺、いわゆる過労自殺の動向の特徴をご紹介します。以下の4点です。

①男性ばかりでなく女性の事例も目立ってきている
②中高年男性から、20～30代の男女が目立つようになってきている
③非正規労働者（派遣社員）でも増えている
④従来の長時間過重労働によるものに加え、努力の報われない仕事（〝努力・報酬不均衡〟の拡大）やハラスメントによるものが増えてきている、特にパワハラの関与している事例が多い

(2)「認定基準」の時代となって

精神疾患や自殺（精神障害等とします）の主な原因が仕事（業務）であれば、それらは業務上疾

病として扱われます。被災者または遺族が、労基署に申請します。なお、障害・遺族補償給付で5年以内、療養・休業・葬祭料については2年以内という時効があるので留意が必要です。

1999年以来「判断指針」に沿って業務上／外が判断されていました。認定結果が出るまで、平均9カ月弱かかっていました。これでは「業務上の事由又は通勤による労働者の負傷、疾病、障害、死亡等に対して迅速かつ公正な保護をするため、必要な保険給付を行」うと謳う、労働者災害補償保険法第一条に合いません。

認定結果をより迅速に出せるようにするため、東日本大震災で延期になった第5回をはさみ、専門検討会が計10回開催されて策定されたのが、「認定基準」です。全文インターネットでダウンロードできます（全17ページ）。その概要と現在の争点を述べます。

■三要件

精神障害等が労災と認められるには、次の3つの要件を満たす必要があります。

①対象疾病を発病していること
②対象疾病の発病前おおむね6か月の間に、業務による強い心理的負荷が認められること
③業務以外の心理的負荷及び個体側要因により対象疾病を発病したとは認められないこと

特に大事なのが②です。業務による心理的負荷がどれほど強いものだったか。それに尽きます。普段から、日記、ブログ、ＳＮＳでつぶやくなど、自分の労働実態を「記録に残す」工夫を

お勧めします。何時から仕事をしたか、何時に仕事を上がったか。今日一日会社でどんなことがあったか……。継続は力、ぜひ習慣化をお勧めします。記録していると、日々の振り返りになるので好都合です。

最近の事例から、例えば会社の寮や社宅住まいといった単身者には、ぜひお勧めします。どう考えても原因は仕事にしかないと思われるのに、労働実態を証明する十分な情報（証拠）がない。同僚には会社から緘口令（かんこうれい）が出され、皆口をつぐむ。本人のブログとSNSのやりとりが決め手となった例があるからです。

■「判断指針」からの改善点

労働関連自殺の遺家族やその支援者、過労死弁護団などの取り組みもあって、国を相手とした行政訴訟で、遺家族（原告）は、労災不支給とした判断を覆す勝訴判決をたびたび勝ち取ってきました。専門検討会の議事録を読めば、こうした判決が、10年余りという異例の「短期間」で「判断指針」を見直さざるを得なくしたことが分かります。

まず何と言っても、筆者も肌感覚として、業務上外の結果が出るまでの期間が確かに短くなりました。1～2か月で結果が出た例もあります。

他にも

▽複数出来事の総合評価の視点を明記＝「判断指針」では職場における心理的負荷がいくつあ

っても、一番強い負荷で判定されていた
▽「同種労働者」の定義が明細化＝「同種の労働者」から見て心理的負荷の強弱を判断するが、「同種労働者」を、「職種、職場における立場や職責、年齢、経験等が類似する者」と定義が示された。これによって同じ職種の先輩労働者が「特に負担はない」とする業務でも新人にとっては強い負荷であり得ることになった
▽発病時期の特定方法＝たびたび争点になることの多かった発病時期だが、強い心理的負荷と認められる出来事の前後両方に発病の兆しを認め発病時期の特定が難しい場合は発病時期を後にとるとした
▽心理的負荷評価のプロセスが簡略化＝「心理的負荷評価表」を工夫することで可能にした
▽「類推適用」の明記＝「職場における心理的負荷」の出来事の類型が36個に増えたが、それでも現実にはぴったり当てはまるものだけでない。そうした場合に、できるだけ近い類型に当てはめて心理的負荷の強度を評価できる
▽認定要件②の「おおむね6か月間」を超える特例＝セクシャルハラスメントやいじめなど長期間継続する場合は6か月より前でもその時点から評価
▽「発症後増悪」に道を開く＝「特別な出来事」に該当する出来事があり、その後概ね6か月以内に対象疾病が自然経過を超えて著しく悪化したと医学的に認められる場合については、その「特別な出来事」による心理的負荷が悪化の原因であると推認し、悪化した部分につい

て、労災を認める

これまで、行政訴訟でたびたび争点になり、本人・遺族が主張してきた方向で、改善されています。

■「認定基準」の要改善点・現在の争点

心理的負荷は「同種労働者」にとって「弱」「中」「強」のいずれかを評価します。その上で、複数出来事があった場合、いくつ「弱」があっても「強」になりません。また「中」が複数あった場合は「中」または「強」となるとされますが、どういう時に「強」となるか明記されていません。

「判断指針」時代には、極度の長時間労働とか恒常的な長時間労働と記載されていても、それらがどの程度の時間でどれくらい続いた場合かが明記されていませんでした。それでも、時間外労働時間が100時間を超えると、「強」と扱われることで合意づくりが進んでいました。

「認定基準」では、労働時間が明記されるようになりました。たとえば、「極度の長時間労働」とは月160時間程度の時間外労働。強い心理的負荷となる時間外労働時間とは、発病直前の連続2か月間に月120時間以上、連続3か月間に月100時間以上などと明記されました。

これらの労働時間数は、主に精神科医委員の意見で決まりました。しかしいずれも「専門家の意見」であり、労災と認めるに「間違いがない」時間数として明記されています。しかし、期間と時間数が明記されたため、かえって認定されない事例も出てきています。たとえば、発病3か月前は90時間、発病2か月前は100時間、1か月前は120時間では、「強」とはならずに労災が認められないなどです。

「発症後増悪」で、精神疾患を発症していると生死に関わるような業務上の病気やけがをするとか、160時間を超えるような時間外労働といった「特別な出来事」がないと、悪化しても業務上と認められないのは妥当でないのではないか。現在、複数の訴訟で争われています。「特別な出来事」（に相当する心理的負荷）に限らない。少なくとも「強」でいいのではないかという判決がいくつか出ています。

■「認定基準」を予防に活かす

「認定基準」に示されている心理的負荷となりえる「特別な出来事」や36個の「出来事の類型」が、できるだけ職場で発生しないようにする。仮に発生した場合、職場の支援を増やしたり、そうした心理的負荷を経験している人に十分な休養をとってもらう。こうした対策を講じる手がかりを「認定基準」は示していると言えます。そういう意味で、労働者本人はもちろん、企業経営者や人事労務担当者にとっても大変重要なガイドラインとして活用できます。

II部　ストレスチェック制度義務化の時代

1　ストレスチェックの活かし方

２０１４年6月の労働安全衛生法の改定によって、ストレスチェック制度が常用雇用者50人以上の事業所に対して義務化されました。事業所によっては、義務化されたストレスチェック制度をいかに実施するかばかりに目が奪われています。

義務化された現在、ストレスチェックをいかに活かすかという視点が大切だと思います。そのためには、ストレスチェック制度がなぜ義務化されたのか。その背景を知り、ストレスチェック実施以前の課題を知っておくことが必要です。その上で、ストレスチェック制度の限界を見極め、それをどう克服するか各事業所の衛生委員会を中心に、調査・審議しましょう。

ストレスチェックを活かすためには、その仕組みを知ることはもちろん必要です。同時に、ストレスチェック制度が義務化された背景を知っておくことも大事です。

（1）ストレスチェック制度義務化の背景
――改善しない労働者のストレス状態

１９９８年に、年間自殺者が急増し、「年間自殺者数３万人時代」が始まったことはよく知られている事実と思います。

次ページの図表11のグラフは、当時よく目にした自殺者数の推移です。折れ線グラフが、全体の人数を示しています。当時は、１９９８年に年間自殺者数が３万人を超えたことばかりがセンセーショナルに取り上げられていました。

筆者がこのグラフを眺めていて気付いたのは、自殺者数全体だけでなく、「勤務問題」が原因・動機の自殺も、１９９５年を起点に増え始めていた、ということでした。

この１９９５年は、どういう年だったでしょうか。１９９１年から１９９３年にバブル経済が崩壊したとされます。１９９５年１月に阪神・淡路大震災が発生。同年３月にはオウム真理教によって地下鉄サリン事件が起こされました。経済、社会、自然環境といったわが国全体が、陰うつで不吉な雰囲気に包まれていた年です。

図表11　年間自殺者数および原因・動機別自死者数推移

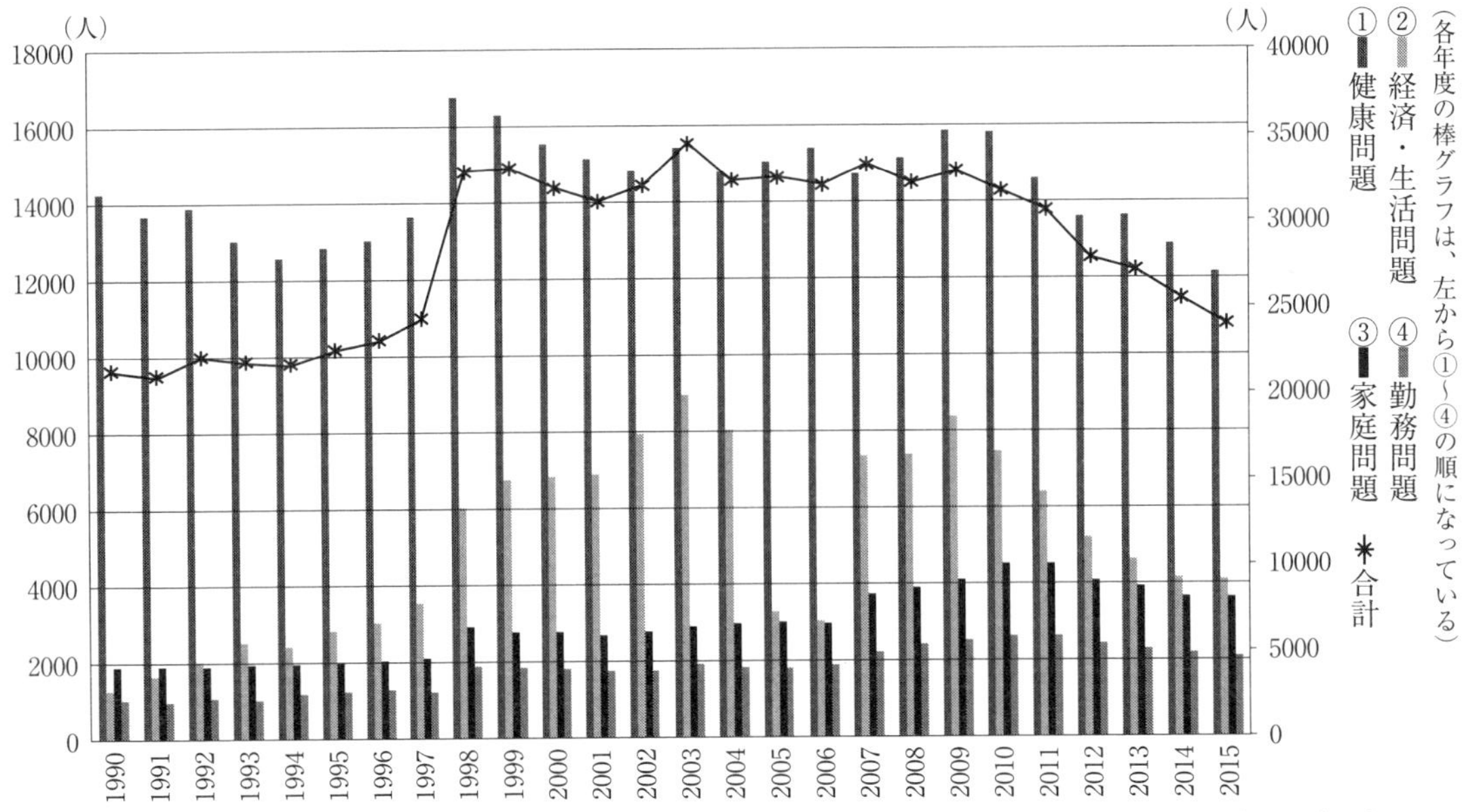

（注）　原因・動機別の自死者数推移（棒グラフ）の参照目盛は左、自死者数の合計の推移（折れ線グラフ）の参照目盛は右

（出所）　警察庁『平成27年中における自殺の状況』

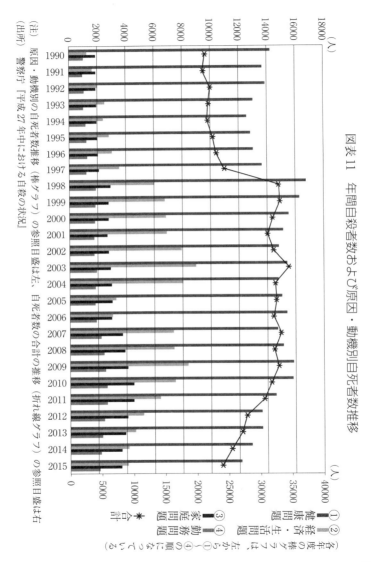

■「新時代の『日本的経営』」

この1995年に当時の経済団体であった日経連から「新時代の『日本的経営』」が出されていました。1990年代前半のバブル経済崩壊後の業績不振・景気低迷に対する財界の対応方針文書です。そこで書かれていた通りに、雇用や労働条件や働かされ方が変えられてきました。

その狙いは、まず労働者を次の3つに分けるとするもので、次のようなものでした。

①「長期蓄積能力活用型グループ」＝管理職・総合職・技能部門の基幹職が対象で、期間の定めのない雇用契約とし職能給とする

②「高度専門能力活用型グループ」＝専門部門（企画、営業、研究開発等）を対象とし、有期雇用で業績給とする

③「雇用柔軟型グループ」＝一般職、技能部門、販売部門を対象とし、有期雇用で時間給とする

最初の能力活用型を減らし後の2つを増やし、結果的に総人件費を抑制しようというものです。後2者は非正規雇用が基本です。

それから今日まで、まさにこの文書に沿い、雇用は、非正規化・不安定化・流動化へと規制緩和されてきています。

その一方で賃金制度については、2009年の『労働経済の分析』（厚生労働省）でも、「近年、

拡大に急ブレーキがかかる業績・成果主義」とされ（１８９ページ）、「長期的な視点のもとで、労働者も安心し、納得できる賃金要素として、職務遂行能力の意義が改めて評価されていることがうかがわれる。」（１９２―３ページ）と分析されています。

２００４（平成16）年就労条件総合調査の概況（厚労省）では、「業績評価制度がある」企業は62・８％、２００７（平成19）年45・６％、２０１２（平成24）年、管理職で42・２％、管理職以外で40・５％と減ってきています。

■労働法制改定――規制緩和と保護とで綱引きが続く

いくら財界から方針文書が出されたからといって、私たちの雇用や労働条件や働かされ方がそうすぐに変わるわけではありません。

江戸時代の口入屋や明治時代の募集人といった仲介業者はいました。その後、明治から大正にかけて工場が急増し、労働者の獲得競争が激しくなると弊害の方が大きくなりました。業者の中には、誘拐や人身売買同様の方法で人を集めたり、工場や寄宿舎で強制労働させ、中間搾取したりするものが出てきたのです（水町２０１１年）。

そこで、１９２１年の職業紹介法、１９４７年の職業安定法によって労働者の募集・職業紹介・労働者供給の基本的な枠組みが定められました。それによって、中間搾取や人身売買といった職業紹介や斡旋に伴う弊害は起きにくく規制されていました。

ところが、１９７０代のオイルショックの頃から、労働者派遣事業者が急速に増え、派遣労働者保護のため１９８５年労働者派遣法が制定されることになりました。１９８７年には、法定労働時間の枠を柔軟化する変形労働制度、労働時間の算定方法についての特則である裁量労働制が導入されました。

- １９８６年＝労働者派遣法施行
- １９８７年＝労働基準法改定～変形労働制拡大、裁量労働制の導入
- １９９５年＝「新時代の『日本的経営』」が出されて以降、たびたび労働法制が改定され、規制緩和されて行く
- １９９６年＝労働者派遣法の改悪～対象業務を16から26に
- １９９７年＝職業紹介事業の規制緩和
- １９９８年＝労働基準法改悪～労働契約期間の延長、裁量労働制の拡大
- １９９９年＝労働者派遣法の改悪～対象業務が原則自由化
- ２００３年＝製造業への労働者派遣を解禁
- ２００６年＝ホワイトカラー・エグゼンプション（時間外労働時間規制の適用除外）が検討されるも労働界の反対運動もあり国会に提出されず

労働法の「改悪」に後押しさせながら、「新時代の『日本的経営』」路線が進められてきたと言えるでしょう。

ところが、2008年9月、アメリカの投資銀行リーマンブラザーズの破綻を契機に、世界的な金融危機（リーマンショック）が発生しました。企業は雇用調整に入り、2003年に解禁されていた製造業の派遣労働者を中心に、派遣切り・雇い止めにあい、年末年始を過ごす住居を失う労働者が大量に発生する事態に至ったのです。年末には、「年越し派遣村」の開村が必要となって、派遣労働者の弱い立場が一挙に社会問題として浮き彫りになりました。

2015年の労働者派遣法改定で、企業が派遣労働者を受け入れることのできる期限をなくし、働き手さえかえれば、無期限で受け入れることができるようになりました。これは派遣労働者から直接雇用や正社員への道を奪うものです。

2016年4月には、年収基準を上げ、また対象をより狭くした、いわゆる「高度プロフェッショナル制度」を導入する方向で審議されましたが、見送られました。

一方、同じ時期に、野党4党による長時間労働規制法案が提案されています。

このように、この30年を振り返ると、労働者保護か規制かでずっと綱引きが続いている状況です。

■労働条件はどうなってきたか

では、近年の労働条件はどうなってきたでしょうか。悪化してきたでしょうか。労働条件として、賃金、労働時間、休日、有給休暇取得割合、福利厚生について現状をざっと振り返ります。

賃金：減少＝民間給与実態統計調査（国税庁）によれば、１９９５（平成７）年以降、一年を通じて勤務した給与所得者の１人当たりの平均給与は減少傾向です。４５７万円から２０１４（平成26）年分４１５万円にまで減っています。

図表12　一人当たり平均年間実総労働時間

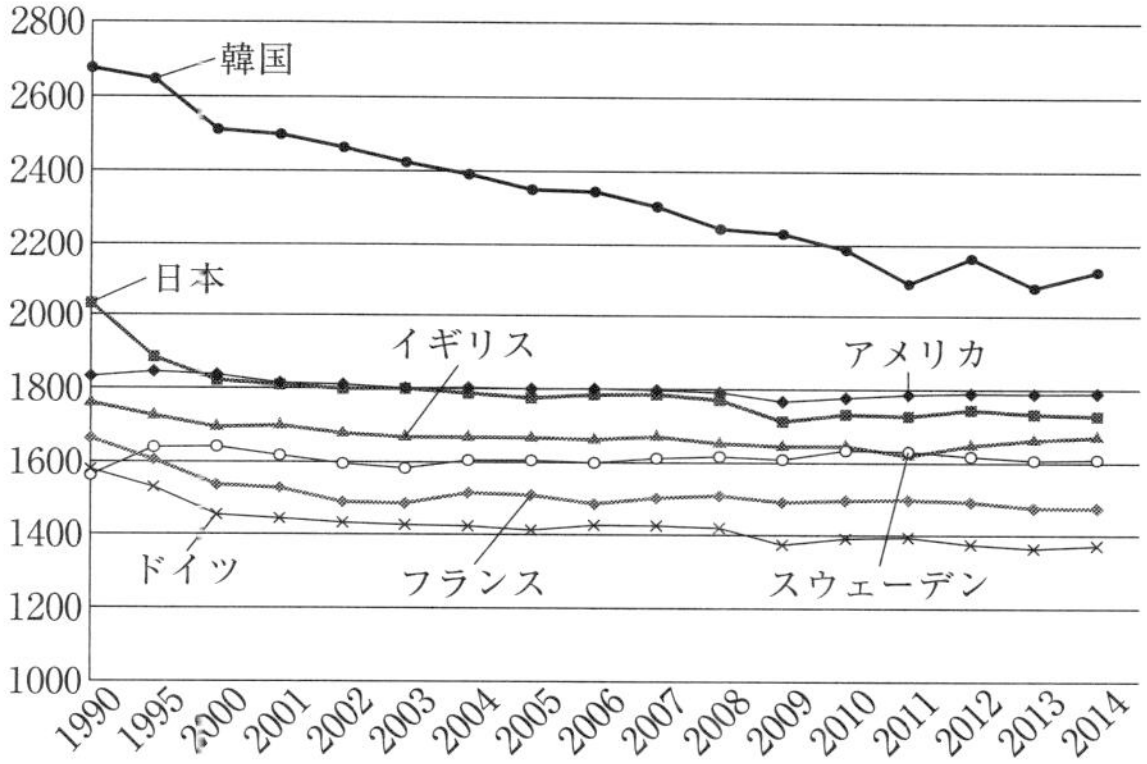

（出所）http://stats.oecd.org/Index.aspx?DataSetCode=ANHRS

労働時間：二極化＝ＯＥＣＤのデータでは、一人当たりの平均年間実総労働時間は漸減してきています。それでも、ＯＥＣＤ加盟国中、韓国、米国に次ぐ多さになっています（図表12）。

また、漸減してきているといっても、非正規雇用労働者が増えてきており、しかも非正規雇用労働者では労働時間が減ってきています。正規労働者の労働時間は、ほとんど減っていません。森岡がすでに１９９２年に指摘した「労働時間の二極化」が認められます（森岡２０１３年）。

週49時間以上働く「長時間」労働者は、男女合わせて20％余り、男性だけで見ると、まだ３割が「長時間」労働者です。週60時間以上働く「超長時間」労働者もまだ１割弱います。

「1か月あたり45時間を超え、80時間以下の労働者がいた」30・6％、「1か月あたり80時間を超え、100時間以下の労働者がいた」9・6％、「1か月あたり100時間を超える労働者がいた」4・7％となっています（2012（平成24）年労働者健康状況調査（厚労省））。

「日本人の生活時間調査2010」では、2000（平成12）年から2010（平成22）年にかけて男女の1日の仕事時間は、

- 男性有職者　8時間37分　↓　8時間27分
- 女性有職者　6時間12分　↓　6時間8分

と「全体的に大きな変化はみられない」と分析しています。

休日：多様化＝就労条件総合調査（厚労省）で、1995（平成7）年調査の結果と昨年2015（平成27）年の結果を比べてみましょう。

当該企業において最も多くの労働者に適用される週休制の形態をみると、「何らかの週休2日制」を採用している企業数割合は1995（平成7）年末で約9割。それに対し、2014（平成26）年では、85％程度に減ってきています。

「完全週休2日制」を採用している企業数割合は26・0％で適用者が57・8％。対し、2014（平成26）年の企業数割合50・7％で対象者61・1％と増加。

年間休日総数の1企業平均は101・0日で労働者1人平均では111・0日に対し、それぞれ107・5日、113・2日微増ないし増加でした。

「日本人の生活時間調査２０１０」では、休日の多様化が指摘されています。有職者全体で「日曜が休み」の人が減少傾向の一方、「決まっていない」人が増加傾向にあり、「休日の多様化」、もう少し広げた言い方をすれば「働き方の多様化」が浸透しつつあると分析しています。

有給休暇取得割合：大幅減少＝１９９６（平成８）年1年間に企業が付与した年次有給休暇日数（繰越日数を除く）は、労働者1人平均17・４日。そのうち労働者が取得（消化）した日数は９・４日で、取得（消化）率は54・１％。これに対して、18・４日と付与日数は増加、取得率は47・６％と大幅に減少しています。

福利厚生：全体的に悪化＝１９９０年代初頭のバブル経済崩壊後、企業はコスト削減の方法として、職員に対する教育・研修といった、広く福利厚生費としてとらえられる経費を減らしたと言われています。

「就労条件総合調査」（厚労省）によると、１９９６（平成８）年では、労働者の資産形成への援助制度のある企業数割合は82・９％で、貯蓄制度69・１％、持株援助制度12・２％、社内保険制度51・５％。これらに対し、２０１４（平成26）年調査では、貯蓄制度44・８％、特殊援助制度９・５％、社内保険制度33・２％といずれでも減少しています。

その他の福利厚生に当たる項目については、この調査の概況の範囲で、比較がとても難しくなっています（年によって報告内容がまちまちなため）。

たとえば、「リフレッシュ休暇」制度のある企業割合は、13・９％（２００５年）→11・１％

（２０１３年）と減少しています。なお１９９６年には、「リフレッシュ、ゆとり活動」が７・７％。

やはり、福利厚生面は全体的に悪化してきていると推測できそうです。

以上、労働条件の変化をまとめると、次のようになります。

▽賃金＝確実に減少してきている（20年前と比べて1割減）

▽労働時間＝男性正社員を中心に長時間労働は減っていない（女性正社員も長い。非正規雇用者は短縮してきているので全体としては減少傾向に見える）

▽「超長時間労働者」＝週60時間以上者は1割程度で近年横ばい

▽休日＝休日制度の整備状況は改善してきているが、休日は土日が休みと限らないなど多様化してきている。

▽有給休暇＝付与日数は増えているが、取得割合が減少

▽福利厚生＝全体として悪化

■気になる生活時間の変化

「日本人の生活時間調査２０１０」で指摘されていることで、次のような点がメンタルヘルス上気になります。

▽仕事時間帯が朝と夜に広がる＝１９９５（平成７）年から２０００（平成12）年にかけて夕方～夜働く人が増え、２０００（平成12）年から２００５（平成17）年にかけて早朝～朝に働く人が増え、その流れが２０１０（平成22）年の状況になっている

▽睡眠時間の減少＝１９６０年から２０１０年まで長期的に減少し、特に平日では50年間で1時間も減少している（調査対象全体の平均で8時間13分が7時間14分に）

▽睡眠時間が中高年で減り続けている＝継続的に減少している40代以上

・１９９５年の40代男性／女性＝7時間19分／6時間53分
　↓２０１０年　6時間43分／6時間28分

・１９９５年の50代男性／女性＝7時間22分／7時間1分
　↓２０１０年　6時間58分／6時間45分

■ストレス状態は改善せず

２０１２（平成24）年「労働者健康状況調査」（厚労省）では、「現在の仕事や職業生活に関することで強い不安、悩み、ストレスとなっていると感じる事柄がある」労働者の割合は60・9％（２００７（平成19）年調査58・0％）です。

「強い不安、悩み、ストレスを感じる事柄の内容（3つ以内の複数回答）」をみると、「職場の人間関係の問題」（41・3％（同38・4％））が最も多く、次いで「仕事の質の問題」（33・1％（同

34・8%））、「仕事の量の問題」（30・3%（同30・6%））となっています。
・62・8%（1997年）↓61・5%（2002年）↓58・0%（2007年）↓60・9%（2012年）↓52・3%（2013年）
このように労働者のストレス状態は横ばいで、6割前後の労働者が「強い不安、悩み、ストレスとなっていると感じる事柄がある」としています。

■メンタル不全は増えている

日本生産性本部メンタルヘルス研究所が2年に1回実施してきたアンケート（図表13）では、「最近3年間における心の病」が「増加傾向」は2006年をピークに減少傾向で、2012年には37・6%でした。逆に、「横ばい」との回答は増加し51・4%。両者を合わせて9割前後で横ばいです。
これは一部上場企業の人事担当者が回答したものです。

図表13　メンタル不全は増えている

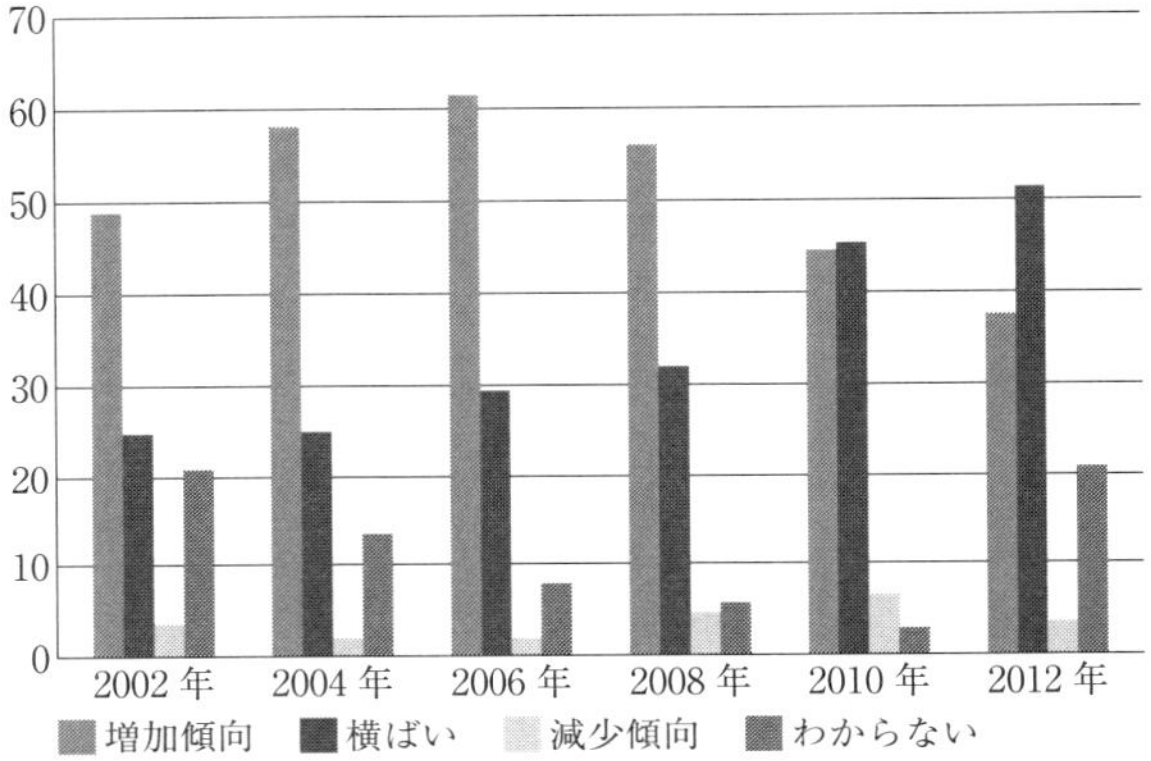

（出所）http://www.js-mental.org/kekka.html

中小零細企業も対象の調査としては、厚労省が実施している「労働安全衛生に関する調査」があります。毎年テーマを変えて実施しているとのことです。ネット上で閲覧できる概要では、次のようになっています。

▽２０１０（平成22）年労働安全衛生基本調査

メンタルヘルス上の理由により連続１か月以上休業した労働者がいる事業所の割合は５・９％（前回２・６％）、退職した労働者がいる事業所の割合（新規調査項目）は２・８％となっており、いずれかがいる事業所の割合は７・３％となっている。また、連続１か月以上休業し、その後、職場復帰した労働者がいる３・７％の事業所のうち、職場復帰に関するルールの有無については「職場のルールはなく、その都度相談している」が56・７％と最も多くなっている。

▽２０１２（平成24）年労働者健康状況調査

過去１年間（２０１１年11月１日から12年10月31日までの期間。以下同じ）にメンタルヘルス不調により連続１か月以上休業又は退職した労働者がいる事業所の割合は８・１％（11年調査９・０％）となっている。そのうち、職場復帰した労働者がいる事業所の割合は55・０％（11年調査53・８％）となっている。

▽２０１３（平成25）年労働安全衛生調査（実態調査）

過去１年間にメンタルヘルス不調により連続１か月以上休業又は退職した労働者がいる事業所の割合は10・０％で平成24年調査より上昇している。そのうち、職場復帰した労働者がいる事業所の割合は51・１％となっている。

事業所規模で見ると、1000人以上の88・4％の事業所で該当者がおり、その中の44・9％の事業所が「10～29人」いたと回答していた。

業種別では、「情報通信業」28・5％、「電気・ガス・熱供給・水道業」26・2％、「複合サービス事業」22・9％、「金融業、保険業」16・6％などです。

「労働安全衛生に関する調査」からは、2・6％→5・9％→9・0％→8・1％→10・0％と推移し、職場から発生しているメンタル不全は増えていると考えられます。

■労働衛生行政の動向

こうした職場のメンタルヘルスの悪化に対して、国（労働省→厚労省）も手をこまねいてきたわけではありません。

わが国の労働衛生行政に大きなインパクトを与え、メンタルヘルス対策を牽引してきたのは、実は司法と言える側面があります。その嚆矢（こうし）と言える「電通過労自殺最高裁判決」の頃から、今日に至る労働衛生行政の動きを振り返ってみたいと思います。

〈電通過労自殺最高裁判決のインパクト〉

判決の翌日の英字新聞の一面トップ。原告であるお父さまと、斃（たお）れた藤野正弁護士に代わり代理人弁護士を務めた川人博弁護士が、最高裁前の長い階段を上る様子が撮られた大きな写真とKarojisatsuの文字が躍ったのを鮮明に記憶しています。

大手広告代理店の電通に入社後、ラジオ局ラジオ推進部に配属された大嶋一郎さん。長時間過重労働とハラスメントによりうつ病を発症し、1991年8月、自殺によって亡くなられました。入社後1年5か月の死でした。

大嶋さんの死後、遺族であるお父さまは真相究明に乗り出しました。お父さまは電通に対し、何度も和解の打診をしましたが、電通側が無視。お父さまは、企業責任を問う民事訴訟、損害賠償請求訴訟を起こしました。地裁、高裁と原告側勝訴、最終的に最高裁にまでもつれこみました。最高裁は、長時間労働による疲労や心理的負荷の蓄積によって労働者が心身の健康を損なわないよう配慮する義務があるとしました（安全配慮義務）。

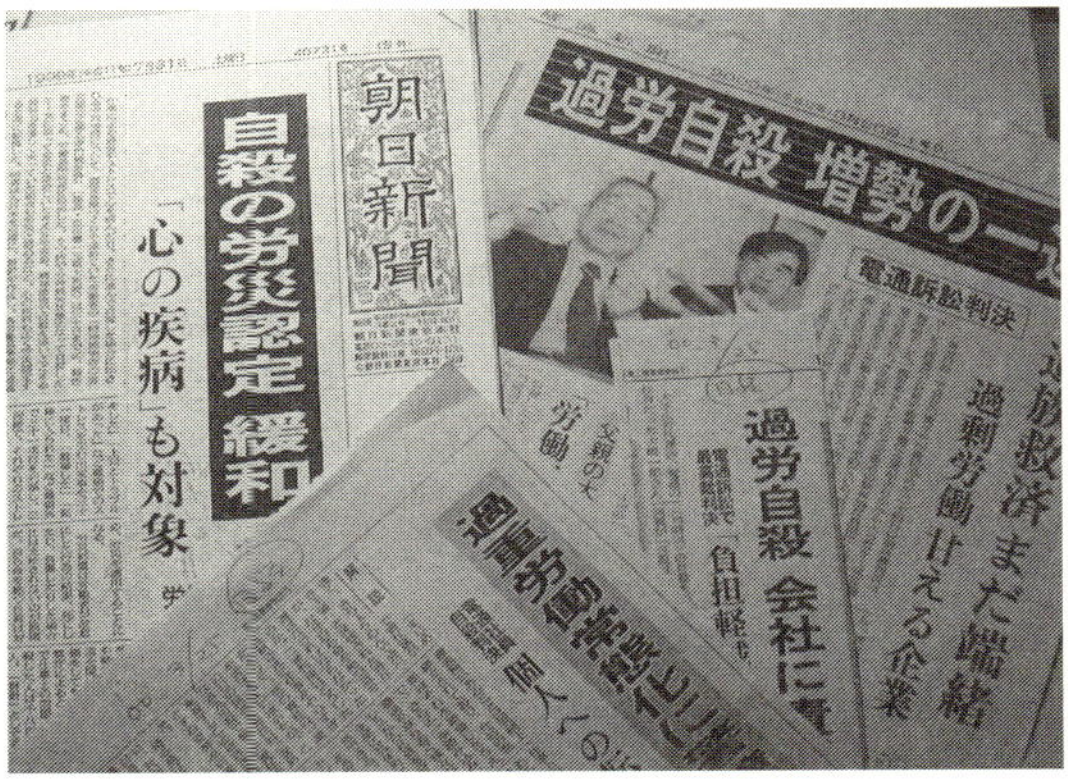
朝日新聞
自殺の労災認定 緩和
「心の疾病」も対象
電通訴訟判決
過剰労働甘える企業
過労自殺裁判判決を報じる新聞

また、高裁が認めていた2つの減額を妥当ではないとしました。つまり、

▽本人の性格による減額＝大嶋さんのうつ病親和性の性格がうつ病による自殺に寄与している分を賠償額の決定に際して考慮すべきである

▽両親にも過失があるとする減額＝両親は本人と同居

し、勤務や生活の状況をほぼ把握していたから、本人がうつ病に罹患して自殺に至ることを予見できたのに、状況を改善する具体的措置を取らなかった

しかし、最高裁は、企業にはさまざまな個性の労働者が働いているのであり、その個性の多様さを外れないなら、本人の性格を考慮に入れた減額は妥当でないとしました。また、本人は、独立の社会人として自らの意思と判断で業務に従事しており、両親が本人の勤務状況を改善する措置を取れる立場にあったとは言えないから、両親に過失を認めるのは妥当ではないとしました。

高裁にさし戻され、1億6000万円という、当時としては大きな損害額で決着したことでも大変な注目を集めました。

本件は、東京地裁判決が1996（平成8）年3月、東京高裁判決が1997（平成9）年9月、最高裁判決が2000（平成12）年3月でした。

〈次々に繰り出された指針やガイドライン〉

この電通過労自殺裁判の結果は、相当大きなインパクトを労働衛生行政に与えたようです。メンタルヘルスに関係する主なものだけでも次のように今日に至るまで、指針やガイドライン、さらには法律改正や策定が続いています。

- 1999年＝精神障害等の労災認定に係る判断指針の策定（以後たびたび改定や補足）
- 2000年＝事業場における労働者の心の健康づくりのための指針（2006年：「労働者の心の健康の保持増進のための指針」に改定）

・２００２年＝過重労働による健康障害防止の総合対策　基発第０３１７００８号（２００６年に改定）
・２００４年＝心の健康問題で休業した労働者の復職支援の手引き（２００９年に改定）
・２００６年＝労働安全衛生法等の改定・施行（長時間労働者面接指導の義務化、過重労働およびメンタルヘルス対策の樹立を衛生委員会の付議事項に新設）
・２００８年＝小規模事業所でも長時間労働者面接の実施を義務化
・２０１１年＝心理的負荷による精神障害の認定基準
・２０１２年＝「職場のパワーハラスメントの予防・解決に向けた提言」とりまとめ
・２０１４年＝労働安全衛生法の改定（ストレスチェック制度の義務化・企業名公表を可能に）＝過労死等防止推進法が全会一致で可決成立
・２０１５年＝パワーハラスメント対策導入マニュアルを公表（7月〜全国各地でセミナー実施）

事業場における労働者の心の健康づくりのための指針（Ⅰ部51ページ）、心の健康問題で休業した労働者の復職支援の手引き（Ⅰ部41ページ）、心理的負荷による精神障害の認定基準（Ⅰ部69ページ）の3つはすでに本書で触れています。ここでは、長時間労働者面接を次に取り上げ、職場のパワーハラスメントの予防・提言、ストレスチェック制度、パワーハラスメント対策導入マニュアルは別項を立てて触れます。

〈長時間労働者面接〉

労働安全衛生法の改正をもって新設・導入されました。面接指導等は、すべての事業者に義務づけられています。

事業者は、厚生労働省令で定める要件に該当する労働者に医師による面接指導をうけさせなければなりません（労働安全衛生法第66条の8、以下同様）。要件は次の通りです。

▽時間外・休日労働時間（休憩時間を除き1週間に40時間以上働いた時間）が1か月100時間を超え、

▽かつ、疲労の蓄積が認められ、

▽かつ、労働者本人より申し出があった場合

事業者の指定した医師以外の面接指導を受けられることになっています。その場合は、面接指導の結果を事業者に提出する必要があります（同2項）。

事業者は面接指導の結果を記録し残しておかなければなりません（同3項）

事業者は、面接指導を実施した医師から必要な措置について意見を聴取し（同4項）、必要と認める場合適切な事後措置を行わなければなりません（同5項）。具体的には、当該労働者の実情を考慮して、就業場所の変更、作業の転換、労働時間の短縮、深夜業の回数の減少等の措置を講じるほか、医師の意見を衛生委員会等へ報告する必要があります（同5項）。

労働者本人による自己診断のための「労働者の疲労蓄積度チェックリスト」が厚生労働省ホームページに公開されています（http://www.mhlw.go.jp/topics/2004/06/tp0630-1.html）。

また、次の者は、面接指導または面接指導に準ずる措置の対象となります（同66条の９）。

▽長時間の労働（時間外・休日労働時間が１か月当たり80時間超）により、疲労の蓄積が認められるか健康上の不安を有している労働者

▽事業場において定められた基準に当てはまる労働者

確認が必要なのは、労働基準法や労働安全衛生法で規定されているのは、国が定めた「最低」基準であるということです。それらの基準以上に（労働者にとって）よい基準は、もちろんどんどん実施してよいのです。

たとえば、筆者が産業医をしているある事業所では、前月の時間外労働時間が60時間を超えたら原則一律に産業医面談の対象となります。もちろん、事業所の衛生委員会でこの基準を設け、従業員に周知徹底を図っています。

〈低い長時間労働者面接の周知・実施状況〉

２００７（平成19）年労働者健康状況調査で、「長時間労働者に対する医師による面接指導制度を知っている」のは調査対象となった事業所全体のうち45・６％に過ぎません（なお、労働者

対象調査では21・7％でした）。事業所規模別では、５０００人以上で１００％、１０００～４９９人で98・６％、３００～９９９人で91・２％、１００～２９９人で81・１％、50～99人で65・０％、30～49人51・３％、10～29人39・６％でした。

過去半年間に長時間労働者など健康への配慮が必要な者に対する面接指導等を実施した事業所の割合は12・２％でしかありませんでした。そのうち、実施内容（複数回答）としては、「特段の基準はないが、その他必要に応じて適宜面接指導等を実施した」が46・５％、「事業所で独自の基準を定め、基準に該当する労働者に対して医師による面接指導等を実施した」が24・０％、「時間外・休日労働が１か月当たり１００時間を超え、申し出を行った労働者に対して医師による面接指導を実施した」が23・１％でした。

■なかなか進まないメンタルヘルス対策状況

以上のように、労働衛生行政としては、この20年間さまざまな指針やガイドラインを発出し、労働安全衛生法もメンタルヘルス対策に関わる改正が２度行われてきました。

しかし、わが国の事業所におけるメンタルヘルス対策は、なかなか進んできませんでした。最新の調査になる、２０１３（平成25）年労働安全衛生調査（実態調査）の「メンタルヘルス対策への取組状況」を見てみましょう。

メンタルヘルス対策に取り組んでいる事業所の割合は全体で60・７％。２０１１年調査43・６

％、12年調査47・2％と確実に増えてきています。
事業所規模別で見ますと、1000人以上97・9％、500〜999人97・3％、300〜499人94・5％、100〜299人88・1％、50〜99人77・6％、30〜49人63・9％、10〜29人55・2％です。
具体的な取り組み内容（複数回答）は「その他」（5・9％）を入れて16項目です。
「労働者への教育研修・情報提供」46・0％
「事業所内での相談体制の整備」41・8％
「管理監督者への教育研修・情報提供」37・9％
「健康診断後の保健指導におけるメンタルヘルスケアの実施」32・0％
※「労働者のストレスの状況などについて調査票を用いて調査」26・0％
※「職場環境等の評価及び改善」23・2％　（※「ストレスチェック制度」に該当）
「メンタルヘルス対策の実務を担う担当者の選任」21・0％
「メンタルヘルス対策について、安全衛生委員会等での調査審議」20・7％
「職場復帰における支援（職場復帰支援プログラムの策定を含む）」17・5％
「他の外部機関を活用したメンタルヘルスケアの実施」15・5％
「医療機関を活用したメンタルヘルスケアの実施」13・6％
「事業所内の産業保健スタッフへの教育・情報提供」12・8％

「メンタルヘルス対策に関する問題点を解決するための計画の策定と実施」10・6％
「地域産業保健センターを活用したメンタルヘルスケアの実施」4・1％
「都道府県産業保健推進センターを活用したメンタルヘルスケアの実施」2・2％

なお、「社内のメンタルヘルスケアの窓口」（平成23年37％、平成24年41％）、「社外のメンタルヘルスケアの窓口」（同26・4％、27・1％）でした。

しかしながら、それでも4割の事業所では、何らメンタルヘルス対策が実施されていないことになります。この結果は、大変残念に思います。

■メンタルヘルス対策の大前提――職場の安全衛生管理体制の組織と利活用が大前提

次項から、いよいよストレスチェック制度の概要について解説していきます。その概要を知れば知るほど、労働安全衛生法（以下、労安法）や労働安全衛生規則（以下、規則）等で規定されている職場の安全衛生管理体制が大事なのを実感していただけると思います。

それは労安法の第三章、規則の第二章で規定されています。

事業者は、業種と規模（従業員数）に応じて、必要な管理者、産業医等を選任することが義務づけられています。

衛生に関するものとしては、次のようになっています。

▽総括安全衛生管理者＝１０００人（一部業種では３００人）以上の事業者に選任義務。安全衛生に関する方針の表明、危険性又は有害性等の調査と措置、安全衛生に関する計画の作成・実施・評価・改善に関することが業務（規則第３条の２）
▽衛生管理者＝50人以上の事業者に選任義務、従業員数に応じて選任人数と専任人数が決められている。
▽産業医＝右に同じ
▽衛生推進者（業種によって安全衛生推進者）＝10〜49人の場合

筆者は、産業医としても活動しています。産業医の職務は次のようです（規則第14条）。
①健康診断および面接指導等の実施と労働者の健康を保持するための措置
②作業環境の維持管理
③作業管理
④労働者の健康管理
⑤健康教育、健康相談その他労働者の健康の保持増進を図るための措置
⑥衛生教育
⑦労働者の健康障害の原因の調査と再発防止のための措置
産業医は、以上について、総括安全衛生管理者に勧告し、衛生管理者に対して指導・助言がで

きます。さらに、少なくとも月に1回作業場を巡視し、作業方法や衛生状態に有害のおそれがあるときには、直ちに、必要な措置を講じなければなりません。事業者は、その権限を産業医に与えなければなりません。読者の職場に、産業医が巡視にきたことはありますか。

野村克也元ヤクルトスワローズ監督が、「優勝チームには名捕手あり」と語っているのを視聴したことがあります。さしずめ、衛生的な職場には名産業医あり、と言えるのではないでしょうか。

産業医に限らず、ここで紹介した衛生管理に関わる人たちが、しっかりその職務を全うできていたら、あるいは事業所（職場）や従業員が十分に彼らを活用できていたら、ストレスチェック制度の義務化は要らなかったかも知れません。

〈何をおいても（安全）衛生委員会〉

事業者は常時50人以上の労働者を使用する事業場ごとに、衛生に関することを調査審議し、事業者に意見を述べるため、衛生委員会を設置しなければなりません（安衛法12条）。

衛生委員会の調査審議事項は、

①労働者の健康障害を防止するための基本となるべき対策に関すること
②労働者の健康の保持増進を図るための基本となるべき対策に関すること
③労働災害の原因及び再発防止対策で、衛生に関すること
④前三号に掲げるもののほか、労働者の健康障害の防止及び健康の保持増進に関する重要事項

になります。

衛生委員会のメンバーは事業者が指名することになりますが、その要件は、

▽総括安全衛生管理者またはそれ以外の者で、当該事業場において事業の実施を統括管理するもの若しくはこれに準ずる者　1名（議長）

▽衛生管理者　1名以上

▽産業医　1名以上

▽当該事業場の労働者で衛生に関し経験を有する者　1名以上

になります（安衛法第18条の2）。

また、事業所の労働者で作業環境測定を実施している作業環境測定士をメンバーとして指名することもできます。ただし、総括安全衛生管理者以外のメンバーの半数については、当該事業場の過半数労働組合（無い場合には労働者の過半数代表）の推薦に基づいて指名しなければなりません。この点からも労働組合の役割が、とても大事です。

なお、安全委員会と衛生委員会とを開催しなければならない事業所においては、右の衛生委員会のメンバーに「当該事業場の労働者で安全に関し経験を有する者　1名以上」を加え、安全衛生委員会として開催できます（安衛法第19条）。

衛生委員会は毎月1回以上開催するようにしなければなりません（規則23条）。その議事録は3年間保存する必要があり、議事の概要を労働者に周知しなければなりません（規則23条の3）。

ストレスチェック制度において、この（安全）衛生委員会には重要な役割が期待されています。

（2）ストレスチェック制度の概要――一次予防対策のツール　3つの目的

ストレスチェック制度（以下、本制度とも）は、2014年6月、全会一致で可決成立した労働安全衛生法の改定で新設された制度です（同法66条の10）。正式には、「心理的負担の程度を把握するための検査等」と言います。

実は2011年にも衆議院厚労委員会に上程されましたが、国政選挙の関係で審議されずに廃案となりました。当時、産業衛生学会産業医部会をはじめ、各界から反対意見が相次いでいました。一番の批判点は、うつ病をはじめとした精神疾患のスクリーニング（あぶり出し）が目的とされていたからです。

創設された本制度では、その実施の目的を、

①一次予防を主な目的とする（メンタルヘルス不調の未然防止）

②労働者自身のストレスへの気づきを促す

③ストレスの原因となる職場環境の改善につなげる

以上の3つとしました。

一次予防とは、病気の発生率・罹患率を減らす取り組みを言います。なお、二次予防は、病気の早期発見・早期適切な処遇（治療を含む）で有病率を減らす取り組みのことです。三次予防は、再発率や後遺障害を減らす取り組みです。予防医学や公衆衛生学の基本的なとらえ方です。（本書Ⅰ部47～48ページ）

一次予防を主な目的とするということは、メンタルヘルス不調そのものの発生を減らすことを主な目的にするということです。

そのための方法として、これから紹介するストレスチェックを行って、労働者自身のストレスへの気づきを促し、ストレスの原因となる職場環境の改善を図ろうとしています。

つまり、労働者が自分のストレスの状態を知ることで、ストレスをためすぎないように対処したり、ストレスが高い状態の場合は医師の面接を受けて助言をもらったり、会社側に仕事の軽減などの措置を実施してもらったり、職場の改善につなげたりすることで、「うつ」などのメンタルヘルス不調を未然に防止するための仕組みです。

前項2013年労安調査結果の具体的な取り組み内容のうち、※印を付したものと同様と言えます（97ページ）。そういう意味で、すでに4分の1の事業所で実践されている取り組みの制度化になります。

紙幅の都合で、概要紹介に当たっては本書の議論に必要な範囲に留まります。詳細をつかみたい読者は、厚労省が開設しているポータルサイト『こころの耳』の該当ページ「改正労働安全衛生法のポイント（ストレスチェック制度関連）」（以下、本制度関連ページ）にある諸資料を参照ください（http://kokoro.mhlw.go.jp/etc/kaiseianeihou.html）。概要図はI部49ページ。

本制度の概要の早わかりには、「簡単！導入マニュアル」が便利です（全8ページ）。詳細については、「実施マニュアル」を参照ください（全185ページ）。

本制度関連ページには、他に本制度に必要なさまざまなリーフレットやパンフレット、事業者向け「厚生労働省版ストレスチェック実施プログラム」（無料）などがリンクされている他、Q&Aや問い合わせ先等、有益な情報が提供されています。

しかも適宜更新・バージョンアップされ、本制度関連ページは日々進化しています。

■実施期日と実施義務事業所

2015年12月1日施行で、最低年に1回ストレスチェックを実施しなければなりませんので、この日から2016年11月30日までに、個人への結果返しまでを終えている必要があります。読者の大半の職場で、すでに実施済みかも知れません。

常用雇用者50人以上の事業所では全ての労働者に対して実施が義務づけられました。ただし、契約期間が1年未満の労働者や、労働時間が通常の労働者の所定労働時間の4分の3未満の短時間労働者は義務の対象外です（法律で義務づけられていないだけで、もちろん実施してもよいです）。

この常時50人以上従業員のいる事業所（会社）には、衛生管理者や産業医の選任義務が課せられています。

50人未満では当面努力義務です。50人未満であっても実施する場合、助成金制度があります（本制度関連ページに情報あり）。本制度では、努力義務とされている事項もありますが、ぜひ実施してほしいという、担当部局の意図がうかがえます。

■労基署への実施状況報告

ストレスチェックと面接指導の実施状況は、毎年、労働基準監督署（以下、労基署）に所定の様式で報告する必要があります。所定の様式は、「実施マニュアル」１０３ページにあります。実際には光学式文字イメージ読取装置に対応した帳票（ＯＣＩＲ帳票）で報告しなければなりません。

※ＯＣＩＲ帳票は　http://www.mhlw.go.jp/bunya/roudoukijun/anzeneisei36/24.html

■実施前にやるべきこと

事業者による方針の表明、衛生委員会での調査審議、労働者に説明・情報提供の３つが、実施前にやるべきことです。

▽事業者による方針の表明＝会社として「メンタルヘルス不調の未然防止のためにストレスチェック制度を実施する」旨の方針を示す。

▽衛生委員会での調査審議＝事業所の衛生委員会で、ストレスチェック制度の実施方法などを話し合う。

主な項目

①ストレスチェックは誰に実施させるのか。
②ストレスチェックはいつ実施するのか。
③どんな質問票を使ってストレスチェックを実施するのか。
④どんな方法でストレスの高い人を選ぶのか。
⑤面接指導の申出は誰にすれば良いのか。
⑥面接指導はどの医師に依頼して実施するのか。
⑦集団分析はどんな方法で行うのか。
⑧ストレスチェックの結果は誰が、どこに保存するのか。

▽労働者に説明・情報提供＝話し合って決まったことを社内規程として明文化。全ての労働者にその内容を周知。

実施に当たっては、産業保健スタッフは以下の点に特に留意して取り組むことが求められるとしています。安心して受検してもらう環境づくりのため、ストレスチェックの結果は労働者の同意なしには事業者に提供されないこと、検査の実施の事務に従事した者にも守秘義務が規定されていることなどを伝える必要があります。

■ストレスチェックの実施

実際にストレスチェックを実施します。

具体的には、質問票の配布と記入、医師などの実施者やその補助をする実施事務従事者による質問票の回収、実施者によるストレス程度の評価、高ストレス者で医師の面接指導が必要な者の選定、実施者から直接本人に対する結果の通知です。

▽質問票＝ストレスの原因に関する質問項目、ストレスによる心身の自覚症状に関する質問項目、労働者に対する周囲のサポートに関する質問項目、以上の3つについて調査（規則第52条の9）。国は、職業性ストレス簡易調査票57項目を推奨
▽オンライン実施＝ITシステムを使ってオンライン実施も可です。厚労省が無料で配布しているソフトが使える
▽実施者＝医師、保健師、必要な研修を受けた看護師又は精神保健福祉士
▽回収＝第三者や人事権を持つ職員が、記入・入力の終わった質問票の内容を閲覧してはならない（規則第52条の10）
▽「高ストレス者」の選定＝該当ホームページに、「数値基準に基づいて『高ストレス者』を選定する方法について」が用意
▽結果通知＝結果は企業には返らず、結果を入手するには、結果の通知後、本人の同意が必要

（健康情報保護の視点からこれがむしろ普通で、日本の一般健診等で事業者に結果が知らされる方の見直しが必要かも知れません）

▽結果の保存＝実施者かその補助をする実施事務従事者が保存

■面接指導の実施と就業上の措置

実施者による面接指導の勧奨、労働者から事業者へ面接指導の申し出、事業者から医師へ面接指導の依頼、医師による面接指導の実施、医師から意見聴取、必要に応じて就業上の措置までのステップです。

▽1か月ルールで＝「医師による面接指導が必要」とされた労働者から申し出があった場合は、医師に依頼して面接指導を実施。申し出は、結果が通知されてから概ね1月以内に行う必要あり。面接指導は申し出があってから概ね1月以内に行う必要あり。医師からの意見聴取は、面接指導後概ね1月以内に行う必要あり。

▽面接指導の結果保存＝事業所で5年間保存。以下の内容が含まれていれば、医師からの報告をそのまま保存しても構わない。

①実施年月日

②労働者の氏名

③面接指導を行った医師の氏名

④労働者の勤務の状況、ストレスの状況、その他の心身の状況
⑤就業上の措置に関する医師の意見

■職場分析と職場環境の改善（努力義務）

実施者に、ストレスチェック結果を一定規模の集団（部、課、グループなど）ごとに集計・分析してもらい、その結果を提供してもらいます。その集計・分析結果を踏まえて、職場環境の改善を行うステップです。集団規模が10人未満の場合は、個人が特定されるおそれがあるので、全員の同意がない限り、結果の提供を受けてはいけないとされています。原則10人以上の集団を集計の対象とするよう推奨されています。

一次予防のためには、この集団分析が大変重要であると考えます。

本制度では、努力義務とされている事項も実施するのが望ましいと思います。

(3) ストレスチェック制度の活かし方――「8つの不足」を補おう

筆者は、ストレスチェック制度はこのままでは、「8つの不足」があると考えています。ストレスチェック制度が義務化された今、同時に活かすための工夫や提案もできるだけ紹介しながら、「8つの不足」について述べて行きます。

(1) 職業性ストレス調査項目の不足

１０７ページで述べたとおり、現在国は調査票として職業性ストレス簡易調査票57項目を推奨しています。ＩＴシステムを用いて、自動的に処理できるソフトが対応しているのも57項目に対してです。

そのうち、17項目が職業性ストレスです。そのうち、仕事の量的・質的・身体的負担、対人関係ストレス、職場環境ストレス、技能の活用度、仕事のコントロール度（裁量度）といったストレス得点の合計で労働ストレス要因が測られます。加えて、上司、同僚や友人、家族のサポートといったストレスに影響する要因が測定されます。

同時に、29項目で心身のストレス反応状態について測定されます。

ストレス得点＋ストレスに影響する要因得点を横軸にとります。ストレス反応得点を縦軸にとります。両者が一定の点数以上の者を「高ストレス者」として選定します。この「高ストレス者」全員または、実施者の判断でその一部の労働者に対し、医師による面接指導が推奨されます。

先にも、２０１２（平成24）年「労働者健康状況調査」（厚労省）の調査結果を紹介しました。「強い不安、悩み、ストレスを感じる事柄の内容（３つ以内の複数回答）」をみると、「職場の人間関係の問題」（41・３％）が最も多く、次いで「仕事の質の問題」（33・１％）、「仕事の量の問題」

（30・3％）となっていました。ストレスチェック制度は、これらには一定対応できていると言えるでしょう。

しかし、拙著『成果主義とメンタルヘルス』で指摘のとおり、２０００年代に入って、長時間過重労働が広く深く蔓延し、新たなストレス因子として努力が報われない仕事とハラスメントが重要になっています。（ハラスメントについては、次項１３１ページ以降の2．でも述べます）

拙著で指摘した重要な労働ストレス要因のうち、ストレスチェック制度は、過重労働だけに対応していると言えます。ストレスに影響する要因得点は、ある程度ハラスメントと相関がありそうです。ハラスメントがあれば、上司か同僚の、あるいは両方のサポート度が低く出そうですから。しかし、この近年ますます広がっており重要になってきているハラスメントに、直接には対応していません。

制度設計的には、長時間労働者面接が対応しているからでしょうか、ストレスチェック制度では、長時間労働にも対応していません。

以上のとおり、現行の本制度では、職場に広がり、今日メンタルヘルス対策を講ずる上で重要になっている労働ストレス要因に十分に対応できていません。

長時間労働、努力報酬不均衡、ハラスメントに対応する調査項目を加えれば、対応可能です。しかしそうすると、それに応じた分析が必要になります。実施者がその分析に当たらねばならなくなります。「高ストレス者」の選定基準、医師面接勧奨者の選定基準を、事業所に応じて設定しなければならなくなります。

さらに、筆者の経験から意見を述べます。

衛生委員会の担当者から、自分の事業所は交代制勤務があるのが特徴だから、それとメンタル不全の関係も分かるように調査してほしいと要請されたことがありました。

そこで、「ピッツバーグ睡眠質問票」という調査票を追加して調査しました。すると、予想通り睡眠時間と質の方が、職業性ストレス簡易調査票で測定できる項目よりもメンタル不全に寄与していました。

このように、その事業所に応じて、調査項目を追加して調査した方が良い場合がかなりあるのではないでしょうか。ただし、そうすれば厚労省が配布してくれている無料ソフト等では対応ができず、やはり独自の分析が必要になります。

⑵「高ストレス者」と「集団分析」のリンク

「高ストレス者」の選定と医師面接を勧奨するところまでは義務です。「集団分析」は努力義務です。ですから、「集団分析」を実施すること自体が不足することはもちろん考えられます。

ここではそれを指摘しようというのではありません。

努力義務である「集団分析」はもちろん実施すべきと考えます。仮に「集団分析」まで行ったとしても、本制度では、「高ストレス者」の選定ならびに医師面接の勧奨と、集団分析とは別々です。

あるシンポジウムで、リーディングケース（先進的取り組み例）として、集団分析を行いその結果に応じた対策を取った。その結果、集団分析の結果は確かに改善したが、メンタル不全者の発生が減らなかったと報告するのに出くわしたことがあります。つまり、一次予防効果がなかったのです（それまでよりも増えなかったのだから、リーディングケースということだったのかも知れませんが……）。

たとえば、ある職場で高血圧者を減らすため、減塩運動に取り組んだところ、その職場の塩分摂取量は減ったのに、高血圧者が減らなかったというのと全く同じ事態です。

健康志向の高い職員は、いっそう薄味で食べるようになっていたが、高血圧の職員はまったく気にせず相変わらず濃い味を食べていたとします。するとこの職場の従業員の塩分摂取量の平均値は確かに減りますが、高血圧の職員は相変わらず高血圧なままかも知れません。

いえ、高血圧の職員も薄味に気をつけていたかも知れません。実は、この職場の高血圧は、精神心理的ストレスの方と関係があったということがあり得ます。

同じように、シンポジウムで報告されていた専属産業医の職場も、実は、ハラスメントがメンタル不全者発生に寄与していたのかも知れません。あるいは、仕事の量的・質的負担と裁量度、上司・同僚の支援について改善を図ったけれども、メンタル不全者の発生が減らなかったということですから、全く別のたとえば対人関係ストレスや職場環境ストレスが大きく関係していたのかも知れません。集団分析の結果は、仕事の量的負担と仕事のコントロール（裁量）、上司の支援と同僚の支援から職場の集団的ストレス要因の良しあしを判定します。「職場のストレス判定図」で判定します。

こうした事態を解決する方法は、「高ストレス者」集団と職場のストレス要因とストレスを修飾する要因とをつなげて分析することです。そうすれば、「高ストレス者」とどんな労働ストレス要因とが関連性が強いかを知ることができます。それは、職場（集団）ごとにかなり違う可能性があります。こうすることで、その職場により効果的な取り組みにつなげられるでしょう。

なお、「高ストレス者」とは逆に、「低ストレス者」と労働ストレス要因をつないで分析できれば、その職場（集団）の精神的健康と関連している労働ストレス要因を導きだすこともでき、精神健康を増進する対策を見出すこともできるでしょう。

(3) 実施者の不足、質の不足

本制度の概略を知っていただけたなら、産業医の役割が大変重要なことに気づいていただけたでしょう。本制度において、産業医は次のとおり中心的な役割を担うことが求められています。

▽ストレスチェックの実施＝ストレスチェックは当該事業所の産業医等が実施することが望ましい。なお、ストレスチェックの実施の全部を外部に委託する場合にも、当該事業所の産業

医等が共同実施者となり、中心的役割を果たすことが望ましい。
▽面接指導の実施＝面接指導は当該事業所の産業医等が実施することが望ましい。
▽事業者による医師の意見聴取＝事業者は、医師から必要な措置についての意見を聴くに当たって、面接指導を実施した医師が、事業所外の精神科医又は心療内科医等である場合等当該事業所の産業医等以外の者であるときは、当該事業者の事業所の産業医等からも面接指導を実施した医師の意見を踏まえた意見を聴くことが望ましい。

（ストレスチェック制度実施マニュアルより抜粋）

「事業場における産業保健活動の拡充に関する検討会報告書」（厚労省、平成22年）によれば、平成17年のデータとして、産業医の選任義務のある労働者50人以上の事業所での産業医の選任率は、75・4％。特に労働者数50人〜99人の事業所では63・7％に過ぎませんでした。また、嘱託産業医のうち、日常診療等において専門としている分野が、精神・神経である者は1・8％にすぎないこと等から、必ずしも全ての産業医がメンタルヘルスに関する十分な知識・経験を有していないことが想定されると指摘されています。

この調査・報告の頃よりは、産業医の選任率ならびにメンタルヘルスに関する知識・経験が改善されていることを期待したいですが、実施者として想定される産業医の不足、質の不足はやはり懸念されます。

この報告書では、
▽嘱託産業医が十分なメンタルヘルスに関する研修を受ける
▽嘱託産業医がメンタルヘルスに関する知見を有する保健師と連携をはかる
▽外部専門機関（ＥＡＰ：従業員支援プログラム）を利用する

とし、続いて外部専門機関の在り方とその質をどう担保するかについて述べています。しかし、質を担保する取り組みはほとんど進展していないのが実情です。（なお、従業員１０００人以上の大規模事業所では専属産業医がある程度メンタルヘルス対策に取り組めているとしています）

法律で義務化したからには、義務化された部分に嘱託産業医が対応できるような講習会・研修会を国が開催することが考えられます。内容は、前記３項目が考えられます（ストレスチェックの実施方法、面接指導の実施方法、事業者への措置指導）。産業保健師に対しては、ストレスチェック制度について、その実施方法について、嘱託産業医との役割分担の仕方について、「高ストレス者」から医師面接勧奨者の選定方法についてなどを内容とした研修会の実施です。

外部専門機関については、「報告書」にある要件を満たしていることをもっての許可制が望ましいと思いますが、少なくとも登録制が必要ではないでしょうか。要件とは、
▽複数の産業医
▽一定の要件を満たす産業医医長がいること＝産業医に選任された経験が一定年数以上であ

り、日本医師会認定産業医の更新回数が一定以上の者、産業医科大学を卒業した者のうち実習を履修した者であって産業医に選任された経験が一定年数以上の者、保健衛生の区分で合格した労働衛生コンサルタント、日本産業衛生学会の専門医の資格を有する医師
▽受託事業所数に対する所属産業医数が一定比率以上
▽労働者のメンタルヘルスに関する一定の知識経験を有する医師がいる
▽メンタルヘルスに関する一定の知識を有し一定年数以上の経験を有する保健師・精神保健福祉士・認定心理士がいる

(4)　専門医の不足

嘱託産業医として実施者となる専門医、外部専門機関に所属する専門医の不足ももちろんあるでしょう。ここで指摘したいのは、医師面接によりうつ病等の精神疾患が疑われ、受診勧奨されて精神科・神経科・心療内科を受診する人の診療に当たる専門医が不足するのではないかという点です。以下、専門医と記載した場合、ここでの精神科・神経科・心療内科医を意味します。

外科や産婦人科と比べ、わが国の専門医は幸い微増しており、全体で1万2000～1万3000人です。従業員50人以上規模の事業所が対象というのは、わが国の労働者数でいうと約2000万人をカバーするにすぎません（全体では約6000万人）。わが国の職場のうつ病等の罹患率（新しくかかる単位人数当たりの人数）データは、実はありません。

今仮に、18ページで触れたＷＭＨＪのデータによる年間有病率約８％が罹患率に等しいとすると、年間２０００万×８％＝１６０万人が筆者ら専門医を受診することになるかも知れません。これを1万２０００人で割ると、年間１３０人余りの労働者を受け入れることになります。１人の専門医当たり月10人余りの新患を受けいれることになるかも知れません。

筆者の肌感覚としては結構大変なことになりそうです……。

これは以前から提案していることですが、一般医やかかりつけ医と専門医との連携を図ることで対応できないかと考えています。

ただし、先々、本制度の対象事業所が50人未満に本格的に広げられたら、それでもパンクするでしょう。だからこそ、本制度を活用し、一次予防効果が発揮されることを期待しています。

(5) 面接指導の申し出の不足

外部専門機関に相当する代々木病院ＥＡＰケアシステムズ（ＹＥＳ）での経験からです。それぞれ一定の基準を設けて、ＹＥＳの臨床心理士の面接、精神科医療機関の受診勧奨をしても、ＹＥＳへのアクセス、精神科医療機関への受診率は思ったほど高くありません。また、精神科医療機関の受診勧奨よりもＹＥＳの心理士面接を求める対象者の方が圧倒的に多いからです。

次項以降で述べるとおり、面接指導をうけただけでは、職場環境・職務内容の改善は必ずしも得られません。しかし、面接指導を受けなければ、宝くじを買ってもいないのに宝くじが当たるのを願うようなもので、決してメンタル不全を未然に防ぐことはできません。

ではどうしたら面接指導を受ける従業員を増やせるでしょうか。

次項以降で述べるような不足を補って、結局のところ、面接指導が従業員にとって役に立つ、利益があることを目に見える形で示して行くしかないと思います。

⑹　職場環境改善の視点の不足——公衆衛生・産業衛生の視点の不足

Ⅱ部１０８ページ「面接指導の実施と就業上の措置」で記載した「▽面接指導の結果保存」を見返してください。①〜⑤の５つが書かれていると思います。これは、実は「ストレスチェック制度簡単！導入マニュアル」から引用しています。「⑤就業上の措置に関する医師の意見」としかありません。これは、労働者個人に対する措置でしかありません。

これでは、努力義務である集団分析をしない限り職場環境が改善される可能性は生まれません。１８５ページからなるので、目を通してもらいにくい「ストレスチェック実施マニュアル」には、もう少し職場環境改善の視点が記載されています（同マニュアル80〜81ページ）。

面接指導の結果について医師から意見聴取する項目として、次のようなものが例示されています。

▽ア　下表に基づく就業区分及びその内容に関する医師の判断

就業制限＝メンタルヘルス不調を未然に防止するため、労働時間の短縮、出張の制限、時間外労働の制限、労働負荷の制限、作業の転換、就業場所の変更、深夜業の回数の減少又は昼間勤務への転換等の措置を講じる。

▽イ　必要に応じ、職場環境の改善に関する意見

〈解説〉の「意見の内容」として、職場環境改善の視点が触れられています。

○　医師は、意見を述べるに当たっては、就業上の措置だけにとどまらず、必要に応じて、作業環境管理、作業管理、健康管理の徹底、セルフケアやラインケアに関する労働衛生教育の充実、過重労働対策やメンタルヘルスケア体制の確立等、労働安全衛生管理体制の見直しなどについても含めることが望ましいでしょう。

○　職場環境の改善に関する意見は、人事労務管理に関わるものが多いため、人事労務担当者や管理監督者とも連携して対応することが重要です。また、上司のパワーハラスメントなど、職場の人間関係に問題があることも考えられますので、情報管理も含め人事労務担当者と連携した慎重な対応が必要になります。

このような、職場環境管理まで視野にいれられるかどうかは、集団的アプローチの視点をもてるかどうかですので、公衆衛生・産業衛生の視点と呼べます。

職場環境改善に関する意見を述べるためには、本書１０９ページの「④労働者の勤務の状況、

ストレスの状況、その他の心身の状況」について聞くだけではだめです。労働者の勤務の状況、ストレスの状況、その他の心身の状況を生み出している、あるいはこれらに関係している対人関係を含む職場環境について聞き取れるかどうかにかかっています。

(7) アクションチェックの不足――対策・措置の実施のチェックの不足

指導・助言がなされても、実際それを活かした対策・措置が講じられなければ事態は改善しません。いえ、次項の「(4) 嘱託産業医の経験から (実例1)」でも紹介しますが、悪化することだってあり得ます。ＥＡＰなどの外部専門機関に本制度の実施が〝丸投げ〟された場合、特に起きやすいでしょう。

この不足を補うには、嘱託産業医、保健師をはじめとした事業所内産業保健スタッフの意識的なチェックとフォローが欠かせません。また、就業上の措置として「要休業」となった場合、通常は主治医ができます。主治医によるチェックとフォローが予後を改善するとの研究報告もあります。主治医のチェックとフォローにより、就業上の措置が十分に取られていない場合、主治医にはそれを事業所に対して指摘することが求められています。

(8) エビデンス (科学的根拠) の不足

「正確な診断、治療、フォローが可能な支援体制がある場合、うつのスクリーニングは推奨できる。」（US Preventive Service Task Force）や「うつ病の診断と心理教育を提供することで1年後の経過を改善できる」（Dietrich Sl ら２０１２）というエビデンスは、限定的ながら得られています。

ところが、本制度のように、「高ストレス者」の選定と面接指導の実施によってうつ病などのメンタル不全を未然に防げるかのエビデンスは実はありません。もちろん、本制度のような制度を導入している国も、筆者の知る限りありません。

本項目は、究極の不足、とでも言えましょう。今後、わが国での取り組みが、実のところメンタル不全の一次予防に有効なのか検証していく必要があるでしょう。大いなる実験が始まったと言えます。

（4）嘱託産業医の経験から（実例1）

４５０人の事務職員が働いている事業所の嘱託産業医の経験です。４５０人が働いている事業所と言っても、本店といくつもの支店全体を合わせて４５０人。常用雇用者数が50人以上なのは本店だけでしたが、支店の従業員も含めて本店の衛生委員会で対応することにしていました。

月に半日の業務ですから、産業医の関わりとして決して多い方ではありません。その半日で、まず1時間程度の衛生委員会に出席し、終了後の時間を健康相談と職場巡視に当てていました。

法令で決められた最低限の業務をこなしていたと言えます。

衛生委員会では、時間外労働時間リストを提出してもらうことにしました。産業医として関与し始めた当初は、支店ごとに時間外労働時間の集計方法が違っていたので、それを統一することから始めました。衛生委員会の事務局担当者は、幾たびか報告様式を改定し、また各支店長に度々周知徹底することに苦労されていました。だんだんすべての支店から統一した様式で、間違いなく従業員の時間外労働時間リストが提出されるようになりました。

さらにこの数年は、そうやって提出されたリストから、平均時間外労働時間60時間以上、80時間以上、１００時間以上の従業員リストがきれいに色分けされて衛生委員会に提出されるようになっています。

衛生委員会では、平均時間外労働時間の多い支店で何が起きているのか。時間外労働時間を改善させる対策は考えられるか。長時間労働者はなぜ長時間労働になっていると考えられるか。その改善策は何か。こうした議論を繰り返しました。

同時に、職場巡視として、平均時間外労働時間が長く、長時間労働者の多い支店から順番に、衛生委員と訪問し、支店長から状況についてヒアリングしつつ、改善案を一緒に考えました。結論が出ない場合は、本店の衛生委員会に持ち帰り、議論しました。

また、衛生委員会では、休職者が出るごとに、その要因分析をしました。要因が休職者個人にとどまらず、職場側の要因であった場合、できるだけ職場に対して改善案を検討してもらうようにしました。職場だけでは解決できそうにない場合、本店の衛生委員会でも検討し、本店→支店のラインで要因の軽減または除去ができるように指導・助言しました。

衛生委員会後の健康相談では、長時間労働者面接と、復職前後および復職後のフォローアップ面接を実施しました。また、メンタル不全で休職している従業員については、I部で紹介したような標準的な医療内容になっているかのチェックを意識的にするようにしています。標準治療に沿ったうつ病治療が実施されているか治療の質をチェックし外来受診を継続するよう励まし、必要に応じて医療機関に助言することがうつ病治療の予後を改善したとの研究があるからです。

以上の取り組みは、法令を最低限順守した嘱託産業医活動です。

筆者が産業医を担うまでは、毎年新規に平均12人のメンタル不全による休職者が出ていました。しかも増加傾向にあったために、精神科医でもある筆者に白羽の矢が立ったそうです。

筆者が産業医となった翌年から、年間平均4人、さらにこの2年間は連続して年間2人の休職者にまで改善できています。この数字は、年間新規休職者率として0・4%ですから優秀な成果と言える結果です。

ところで、この職場では、筆者が産業医を引き受ける以前から全国規模のストレスチェックと職場分析を受検してきています（現在まで）。

そうすると、ストレスチェックを受けていてもメンタル不全による休職者は増加してきていたことになります。

この職場の経験は、ストレスチェックをするだけでは、さらにストレスチェックでは努力義務になっている集団（職場）分析までしたとしても、メンタル不全による休職者を未然に防げない、場合によっては増加してしまうことだってあり得ることを端的に示していると言えます。

その一方、筆者が嘱託産業医となって、衛生委員会での調査・審議を中心にした、法令で定められた最低基準の産業医活動を行っただけで、確実にメンタル不全による休職者を減らすことができました。

ストレスチェック制度は不要であるとまで主張するつもりはありませんが、義務化されたからには、それにかける時間とお金とエネルギーとが無駄にならないよう、ぜひとも活用してほしい。そう思って本書を執筆しています。

（5）ワークショップの経験から（実例2）

拙著『現代の労働とメンタルヘルス対策』（かもがわ出版、２００８）の、「第五章　外部ＥＡＰの経験から」で効果評価はまだだけれども筆者が当時取り組んでいるとして紹介した活動を紹介します。Ｂ総合病院での取り組みです。

衛生委員会から筆者に要請があって、メンタルヘルス対策を提供しました。

衛生委員会で議論して、ターゲット集団を病院で最も大きい集団である看護師集団としました。当時、755人でした。

筆者が「心の健康診断」と呼んでいる、調査分析をまず実施しました。職業性簡易ストレス調査票57項目、うつ状態評価尺度、精神的健康度評価尺度、労働時間、ピッツバーグ睡眠調査票、ストレスコーピング尺度など、ストレスチェック制度とは比較にならないほどたくさんの項目にわたって調査・分析しました。

その結果、B総合病院の看護師のうつ状態と関連のあるものは次のようなものでした。

▽生理不順
▽睡眠時間と睡眠の質
▽仕事の裁量
▽問題解決型スキル、情緒焦点型スキル

こうした調査結果を衛生委員会にフィードバックしたところ、衛生委員会のニュースや師長会議で調査結果について広く周知が図られました。たとえば、睡眠時間と睡眠の質の改善が大事であること。必要なら、受診して服薬することも選択肢とするように情報提供されました。

また、看護部長を先頭に看護業務の見直しがされました。たとえば、それまでは看護師がやっていたベッドメーキングを業者に委託し、看護師がもっと本来の看護業務を担えるようにすることで、仕事の裁量が上がるようにするなどの工夫が図られました。

筆者たちから提案し、問題解決・情緒焦点型スキルの向上を図るワークショップを、師長・主任集団に対し、できるだけ全員が参加できるように平日の半日を使って2回提供しました。

ワークショップで用いた練習場面の内容は、労働組合から推薦された看護師の衛生委員が周囲の仲間の看護師から聴き取って、「よくありそうな」場面や状況を多数準備してくれました。

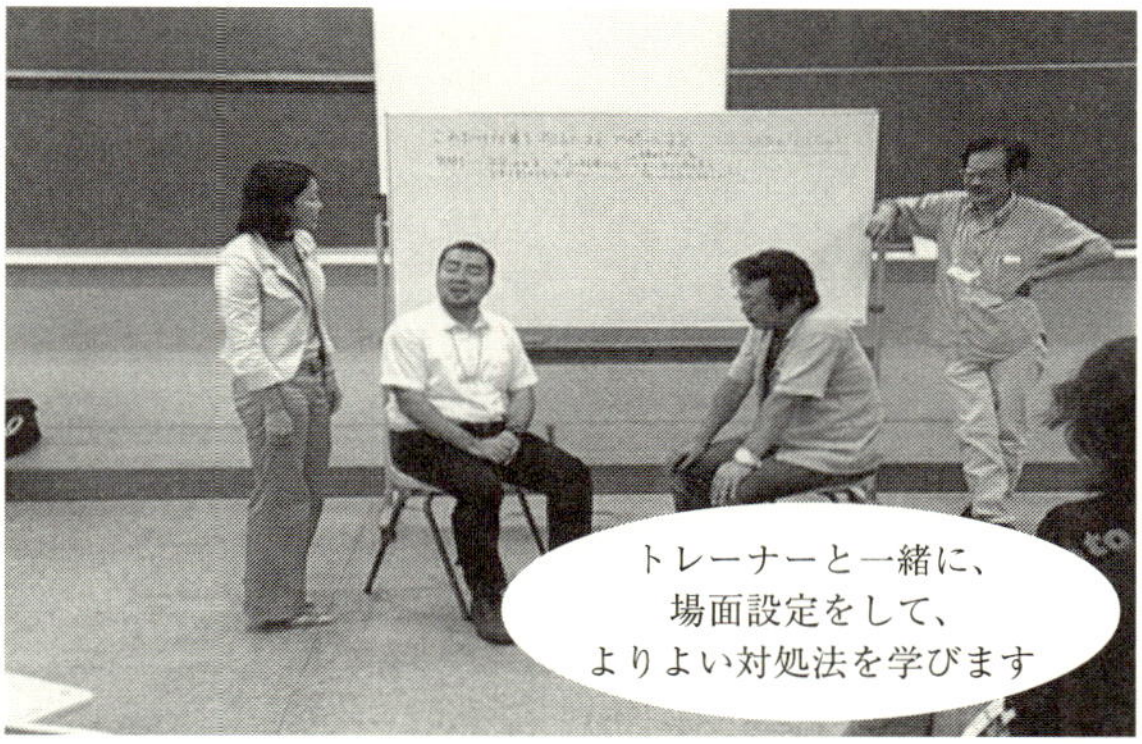
トレーナーと一緒に、
場面設定をして、
よりよい対処法を学びます
B総合病院のワークショップ（右から2人目筆者）

（出所）http://www.hoshikuzuclub.jp/catalog/013.html

例＝職員同士の気まずい場面で
今日は日勤3日目のリーダーです。入退院が激しく今も急に明日の退院が決まりました。そこへ今度は入院の依頼です。

「えーっ？　この時間？　いやだなあ」と思っていると別のスタッフが、

「えーっ！　もういい加減にしてくださいよ！　受けなきゃいけないんですか？　その入院……」と露骨にいやな表情で言います。

「私だって好きで受けてんじゃないのに、なんだか私が悪いみたいじゃない？　もっと別の言い方はないのかしら？」「みんなで協力してやらなければならないのに」と、あなたはとても不愉快に感じ、心の中でつぶやいています。
ちょっと気まずい雰囲気が流れています。何とかしたいと思うのですが……

このワークショップに参加した総看護部長・副総看護部長さんから、ぜひ新入職看護師集団にも同様のワークショップを提供してほしいと要請をいただき、翌年度新入職看護師のオリエンテーションの一環として同様のワークショップを全員に提供しました。

その結果、B総合病院の1000人当たり年間休職者数はこの年から5年間一貫して減り続け、5年目には17・3人と、同規模の総合病院2つに比べて最少になりました。また、それまでは毎年2割の新人が辞めていましたが、ワークショップを提供した年度から1年目の退職者は3年間ずっとゼロでした。

筆者らのこの経験は、ストレス状態と関連している要因分析を行って、それに応じた対策をとると確実に一次予防効果が得られるのではないか、という教訓になると思います。

他の事業所でも同様の取り組み（「心の健康診断」）を行って、効果的だと思われましたので、代々木病院EAPケアシステムズ（略称：YES）として事業展開しています。

※YES：http://www.tokyo-kinikai.com/yoyogi/kenshin/06_eap/eap_index.html

（6）主治医として——人の振り見て我が振り直せ（実例3）

筆者は産業医としても働いてきました。しかし、労働精神科外来を開設したとご紹介したように、日常業務の比重は精神科臨床医の方が大きいです。

Ⅰ部63～64ページで、労働精神科外来の役割をまとめました。その際、

▽厚労省から発出されている復職支援の手引きや心の健康づくり指針等について情報提供する

▽職場（や産業医等）と協力しながら、復職先のメンタルヘルス対策が進むように働きかける

といった、職場産業医の質をチェックさせていただくと同時に、連携を円滑にすることを挙げました。

しかし、さまざまな産業医に出くわしてきました。右に触れたとおり、厚労省から発出されている手引きや指針やガイドラインを知らないのは、まだましです。

今日も、体調不良となるため休憩時間を少し多めにとったり、遅刻・早退が目立つため、産業医からその時間分を賃金から減らすよう言われ、賃金がカットされていると、初めて受診された患者さんから聞きました。

この患者さんは、大企業のシステムエンジニアです。納期に追われて時間外労働時間が増えた時期に体調不良になっているパターンが明らかなのに、会社の産業医は、その労働実態の改善を

図る勧告等を事業者にしません。それより何より、労働者の衛生や保健の専門家であるはずの産業医が、賃金の切り下げについて提案してくる。これは異常としか思えません。

またこれはだいぶ前のケースで、主治医というより訴訟段階で鑑定医として関与しました。

ある大学の公衆衛生学の教官が、外資系企業の嘱託産業医を務めていました。その従業員はあることをきっかけに査問を受けることになり、数回行われたところで自殺未遂に至ってしまいました。ところが、この産業医はインタビューと称された査問の継続をなんと許可してしまいました。結果、この患者さんは自殺既遂に至ってしまいました。当然と言えば当然のことに思えます。

これらの産業医にどれほど悪意があるか定かではありませんが、これらはブラック産業医によるハラスメントと呼べるかも知れません。

『産業医が法廷に立つ日　判例分析からみた産業医の行為規範』（労働調査会、2011年）を仲間から紹介されて読んだことがあります。出版時点では、産業医自身の責任が直接問われた裁判はまだないとのことでした。

ブラック社労士、ブラック弁護士と揶揄（やゆ）されることがあります。残念なことにブラック産業医がいることも確かで、主治医として、そうした産業医の質を評価し、患者さん、すなわち会社にとっては大事なはずの従業員を守らなければならない場面や状況が増えている気がします。

2 「新たなストレス因子」――ハラスメントに立ち向かう

(1) ハラスメントとは

第六　工場における女工の虐使……

……主任は怒った。そしていきなり彼女を衝き飛ばしたのであった。その刹那おそろしい惨劇が起こった。おイクさんが衝き飛ばされた処は恰度機械の廻し根だったので、魔のような歯車はたちまち彼女を咬み殺してしまった。しかしながら表向きはいつまでも、誰の前でも、彼女自身の過失によって惨死を遂げたのだと伝えられた。(『女工哀史』細井和喜蔵、岩波書店、1954年、155ページ)

「女工哀史」に描かれたおイクさんという女工の身に起きた、この職場での働かされ方は、虐使とタイトルされたとおりです。この例は、虐使というよりも虐死とでもすべきでしょう。ハラスメントの例として挙げるには、あまりにも悲惨過ぎる事例かも知れません。

労働力を商品としてみる土壌において、人を人としてみないがゆえに、虐使、虐死、暴力、暴言が生まれるでしょう。

1989年に新語部門金賞に「セクシャル・ハラスメント」が選ばれて以来、セクシャル・ハラスメント（セクハラ）は、一時的な新語・流行語として消えることなくわが国にすっかり定着しました。「雇用の分野における男女の均等な機会及び待遇の確保等に関する法律」（以下、均等法）の11条で、

事業主は、職場において行われる性的な言動に対するその雇用する労働者の対応により当該労働者がその労働条件につき不利益を受け、又は当該性的な言動により当該労働者の就業環境が害されることのないよう、当該労働者からの相談に応じ、適切に対応するために必要な体制の整備その他の雇用管理上必要な措置を講じなければならない。

とされ、2006（平成18）年の改正で、被害者が女性の場合だけでなく、男女労働者双方を対象とするように改められました。事業主の義務としても、職場環境に配慮するだけでなく、積極的かつ具体的な対応を取ることが求められるようになりました。このようにハラスメントのうち、セクハラについては法的規制が整備されてきました。

その後、アカハラ（アカデミックハラスメント）、アルハラ（アルコールハラスメント：飲酒強

要）、ドクハラ（ドクターハラスメント）、モラハラ（モラルハラスメント）、マタハラ（マタニティーハラスメント）といったいくつもの態様の〝ハラスメント（心理的暴力や嫌がらせ）〟が指摘されてきています。中でも、職場におけるパワー（優位性）を背景に発生するハラスメントの態様としてパワーハラスメント（パワハラ）という和製英語が、人口に膾炙し今日に至っています。

さまざまな態様のハラスメントがありますが、何か別々のハラスメントがあるわけでなく、「心理的暴力や嫌がらせ」のことを筆者は単にハラスメントと呼ぶようにしてきました。ただ本項で、ハラスメントと記載した場合、基本的にパワーハラスメントを意味することにします。

■「ハードな」ハラスメントと労働関連自殺

「電通過労自殺最高裁判決」の被災者大嶋一郎さん（当時24歳）は、「酒の席で上司から靴の中にビールを注がれて飲むように求められ、これに応じて飲んだことや、上司から靴のかかと部分で叩かれたことがあった」と裁判で事実認定されています。これらは、まさにハラスメントそのものです。ハラスメントが自殺の原因であったとされた裁判事例が続いています。

ここでは、筆者が直接・間接にかかわった4つの事例を紹介します。

いずれも、明らかな退職強要とか暴言といった「わかりやすい」ハラスメントです。こうしたハラスメント事例の訴訟で原告や遺族側勝訴判決が続いたことからか、一見それとは分かりにくい〝手口〟が巧妙とも言えるものが増えてきています。ここでは前者を「ハードな」ハラスメント、後者を「ソフトな」ハラスメントと呼ぶことにしたいと思います。

①養護学校男性教諭　同僚からのハラスメント

自殺は公務災害　養護学校教諭遺族に地公災県支部審査会

県立養護学校の教諭Aさん（当時55歳）の自殺をめぐり、遺族が県に損害賠償訴訟を起こしている事件で、地方公務員災害補償基金（地公災）県支部審査会は19日までに、公務災害を認める裁決を下した。裁決文などによると、Aさんは1999年4月に赴任した養護学校で、同僚の女性教諭に冷淡に扱われて精神的に悩んでうつ病になり、同年9月に自殺した。地公災県支部長は2005年1月、「勤務環境は通常だった」として公務外の災害と認定したため、遺族が不服を申し立てていた。裁決で審査会は「職務内容の著しい変化が精神疾患を発症させており、自殺と因果関係がある」として公務災害と認定した。（埼玉新聞2007年6月20日付）

②上司の暴言と自殺の因果関係認める　東京地裁判決

上司（係長）から「お前は会社を食い物にしている。給料泥棒だ」「存在が目障りだ。お願いだから消えてくれ」「どこへ飛ばされようと、おれはお前が仕事をしないやつだと言いふらしたる」などと言われ続けたほか、相談に応じないなどのパワーハラスメント（職権を利用した嫌がらせ）を受けた、医薬品販売会社の男性会社員（当時35歳）が自殺した。暴言が自殺の引き金になったかどうかが争われた訴訟の判決で、東京地裁は（２００７年10月）15日、「言葉の内容自体が過度に厳しい」などと指摘し、自殺と暴言との因果関係を認め、会社員の死を労災と認めた。被告の国側は「自殺は業務によるものではない」と主張していた。原告代理人弁護士は「これまで上司の暴言も『指導上の範囲だ』とされ、労災認定から放置されてきたことに一石を投じる判決だ」としている。（朝日新聞２００７年10月15日付）

③バス運転手の自殺、労災と認定　検知器誤作動で「飲酒」

K電鉄バス（本社・東京都府中市）の運転手の男性（当時51歳）が自殺したのは、検査で「飲酒」との結果が出た後、会社から退職を強要されたのが原因だとして、妻（51歳）が国を相手に労働災害と認めるよう求めた訴訟の判決が（２０１５年２月）25日、東京地裁であった。佐々木宗啓裁判長は、検知器が誤作動していたのにその事実を「男性に知らせなかった」と認定。「退職せざるを得ないと誤解させ、強い心理的な負荷を与えた」として、自殺を労災と認めた。そのうえで、労災と認めなかった八王子労働基準監督署の処分を取り消した。

判決によると、男性は２００８年６～７月の間に２回、アルコール検査で「飲酒」と検知された。４年前にも検知歴があったため、周囲に「クビになる」と漏らし、２回目の検知の３日後に飛び降り自殺した。

訴訟で会社側は、２回目の検知については誤作動だったと認め、「男性に説明した」と証言した。しかし、判決は男性の遺書の内容などから「説明しなかったと推認できる」とした。そのうえで、「退職せざるを得ないとの男性の誤解を強めさせたことは明らか。その意図があったのではないかとさえ疑われる」とし、自殺は「業務が原因」と結論づけた。

判決後に会見した男性の妻の代理人弁護士は、「会社の対応を痛烈に批判した判決だ」と評価。K電鉄バスは「係争の当事者ではなく、判決の詳細を把握していないので、コメントは差し控える」としている。（中日新聞2016年4月22日付）

④名古屋市バス運転手自殺　控訴審で公務災害認める

2007年に自殺した名古屋市交通局のバス運転手山田明さん＝（当時37歳）＝の遺族が、自殺は過重労働やパワハラが原因として、地方公務員災害補償基金（東京）に公務災害を認めるよう求めた訴訟の控訴審で、（名古屋高裁は2016年4月）21日、請求を棄却した1審名古屋地裁判決を取り消し、「死亡は公務に起因する」とする判決を言い渡した。

遺族側は山田さんが過重な時間外労働に加え、車内アナウンスの話し方を上司に注意されたり、車内で起きた転倒事故の責任をなすり付けられたりして心身に負担が重なった結果、うつ状態になり自殺に追い込まれたと訴えていた。昨年3月の1審判決は山田さんの労働状況を「質量とも過重だったといえず、心理的負荷が強かったとは認められない」と指摘した。

これに対し、孝橋宏裁判長はこの日の判決で「時間外労働は月60時間を超え、心身の余力を低下させた可能性がある」とした上で「不適切な言葉での指導や転倒事故の取り調べが4カ月間に重なり、強い精神負荷だった」と結論づけた。転倒事故も、被害を訴えた女性客の証言と乗車記録との食い違いから「山田さんのバスで発生したと断定することは困難」とした。

山田さんは転倒事故について警察や職場の事情聴取を受けた翌日の2007年6月13日、焼身自殺した。山田さんの父勇さん（75歳）は記者会見し、「判決で息子は浮かばれた。市交通局は何をやってきたんだという思いは今もあるが、息子の命の代わりに職場環境は少しずつ良くなってきているとも思う」と話した。

地方公務員災害補償基金名古屋市支部は「今後の対応は基金本部と協議したい」とのコメントを出した（基金は控訴せず判決は確定している）。（朝日新聞デジタル2015年2月25日付）

③④のバス運転手の例は、自殺発生は2007～8年。2002年2月に、いわゆる「改正道路交通法」によって、乗合バス事業の公的な規制が取り払われました。こうした動き、流れの延長で、一般路線バスでも、路線の再編や地域ごとの分社化、さらには路線の廃止が行われてきました。両者ともそうした「経営努力」が活発に進められていた時期に一致しています。

なお、余談ですが、この4番目の例は、一審原告敗訴後に、こうした事例が起きないようにするにはどうしたらいいのか、という視点で筆者はコメンテーターとしてBS—TBS「週刊報道

ＬＩＦＥ」にスタジオ出演しました。ずっと本事案をフォローしてきた毎日放送ディレクター奥田雅治さんと一緒の出演でしたが、奥田さんが作成した毎日放送の番組のダイジェストが流れ、その後筆者らがコメントするというものでした。

判決で、「転倒事故も、被害を訴えた女性客の証言と乗車記録との食い違いから『山田さんのバスで発生したと断定することは困難』」と判断されたように、転倒事故は冤罪と言える事件でした。事前に一審判決文も取り寄せ精読して臨んでいたので、筆者には珍しく、番組終了後にその判示に憤りを強く感じ、何とかしなければといてもたってもいられなくなりました。

「メンタル労災センター」といって、仲間と運営している研究会の運営委員をしているのですが、そこで急遽昨年（２０１５年）暮にお父様の代理人弁護士の一人をお招きし、緊急でメンタル労災センターの事務局を中心に検討会を開催しました。

控訴審では、改めて長期にわたるハラスメントの視点から、明さんが強い心理的負荷を受けていたとまとめられ、それら心理的負荷の実態を主張し直していただくことにしました。

なお、本件では、名古屋市バスの運転手さんの労働状況をよく知る方からの情報では、被災事故発生後から、市バスの運転手さんたちの労働環境が確実に改善されてきているそうです。

こうしたハラスメントが精神疾患や自殺の原因であると認定される事例が相次いだ結果、国は、労災認定の際に参照されていた「判断指針」を運用する際に「上司のいじめ」を適正に扱うよう、各労働局に指示しました。その後、「（ひどい）嫌がらせ、いじめ、又は暴行を受けた」という評価項目が仕事における心理的負荷評価表に新設され、それが現在の「認定基準」に引き継がれるに至っています。

また、2012年3月には、「職場のパワーハラスメントの予防・解決に向けた提言」（厚労省）がとりまとめられ、2015年5月「パワーハラスメント対策導入マニュアル」が策定され、同年7月から全国でセミナーが開催されています。

なお、セクハラ対策が均等法で規定されたように、ハラスメント防止法のような法的な枠組みが必要であると筆者は考えています。

■増加するハラスメントによる患者数

精神科クリニック勤務時代の2000年代から、ハラスメントを主たる原因としてメンタル不全に陥った患者さんの受診が目立つようになっていました。

世の中全体もそうだったのでしょう。『モラル・ハラスメント　人を傷つけずにはいられない』（マリー＝フランス・イルゴイエンヌ、紀伊国屋書店、1999年）、『モラル・ハラスメントが人も会社もダメにする』（同、2003年）が翻訳出版されたのも2000年前後でした。

拙著『成果主義とメンタルヘルス』で、「ハラスメントは成果主義のもう一つの結果」としてハラスメントについて紹介しました。拙著出版後は、その読者自身や読者を介しての紹介だったのでしょうか、ハラスメントを主な原因とする新患の患者さんの受診が相次ぐようになりました。

昨年、労働精神科外来を開設してからは、新患の患者さんのほとんどが、ハラスメントを主たる原因としての受診です。最近の具体例を紹介しましょう。事案の性質上、個人特定情報は含めていません。

▽30代の女性。サービス残業があるのでその残業代を支払ってほしいと上司に訴えてからハラスメント（些細なミスを強く叱責するなど）が始まりました。

▽20代の女性。もともとは非正規雇用で働いていましたが、女性社員から正規雇用を勧められました。正規雇用になってみると、配属先はその女性社員が上司で2人職場。「これやっといて」「あれやっといて」と業務命令され、本人は終電で帰宅せざるを得ないようなときでも、その女性社員は交際中の男性とデートしたりしていたと聞かされます。疲れた顔をしていたり、引き受けた仕事が滞るようなことがあれば「あんた一体だれのおかげで働けていると思っているのよ」と言われてしまいます。

▽30代女性。端緒は上司によるセクハラです。それを労働局に相談した頃から、配置転換の業務命令。配置転換前の職場では、彼女が最も成果を上げていました。悔しさもあり、ご本人は、新しい職場でも一生懸命働きましたので、成果を上げました。しかし無理をしているので、身体的な症状が出て身体科医療機関を経て筆者の許を受診。それをとらえて、上司は

「自宅療養」を強く勧めてきます。一方、顎関節症となると、電話対応がメインの職場に配置転換。筆者から、業務調整や職場配置について提言すると、〝みせしめ〟のように再び配置転換してくるといった経過です。

▽20代男性。同僚に数万円のお金を貸してほしいと言われて貸しました。1か月した頃にそろそろ返してほしいと言うと、それから仕事上で無視したり、必要な情報を知らせなかったりされることが始まりました。中小零細企業でしたので、社長に相談したところ、社長からその同僚に問い合わせがあったようです。数日して同僚に呼び出され殴る蹴るの暴行にあいました。身体的傷ももちろんできましたが、心の傷の治療のために筆者の許に通院していますが（筆者からは被害届の提出を勧めたのですが社長にお世話になっているからと、被害届は出さずにいます）。

このように、枚挙に暇がありません。

ハラスメントを主な原因とする患者さんへの対応には工夫が必要です。一番大切なのは、丁寧に聴き取りをすることです。受けた事態を詳しく思い出すことすら難しいほどに、傷が深いことが多いです。診察に一定以上の時間を必要としますし、正直、筆者も聴き取りをしていてしんどくなることも多いです。暴行など明らかに身体的受傷を証明できる場合は、警察に刑事告訴することを推奨することもあります。

治療は、薬物療法がメインでないことが多いです。認知行動療法やＥＭＤＲ（眼球運動による脱感作と再処理法）で対応します。事情が許せば、再発予防対策として、ＳＳＴ（社会生活技能訓練）を受けていただき、ハラスメント場面や状況、それに似た場面や状況でうまく対処する力をつけていただきます。こうした治療やリハビリテーションの方法を、心理社会的療法と呼んだりします。

（２）ハラスメントは過労死・過労自殺を生む

拙著『成果主義とメンタルヘルス』では、ハラスメントが心臓血管疾患やうつ病の原因になることを解明した病院職員を調査対象にした研究（Kivimäki, et al. ２００３）を引用しながら紹介しました。心臓血管疾患で命を落とせば過労死ですし、うつ病で命を落とせば労働関連自殺（いわゆる、過労自殺）です。ハラスメントは、過労死・過労自殺を生み出すと言えます。

特に長期的にハラスメントが続いている場合は、うつ病に対して強い原因になる。ここで長期的というのは、この調査研究では2年後にも働き続けていた職員に対して再調査が行われ、1回目も2回目もハラスメントを経験していると回答していた職員集団から4・8倍もうつ病が発生しやすくなることが解明されていたからです。なお、いずれか1回だけハラスメントを経験していると回答していた職員は、いずれもなしの職員に比べ２・３倍うつ病が発生していました。

■「パワハラの予防・解決に向けた提言」

以上、言わば社会問題となり、明らかに心身を破壊するハラスメントに対し、労働衛生行政も手をこまねいてきたわけではありません。厚生労働省では「職場のいじめ・嫌がらせ問題に関する円卓会議」（座長：堀田力　さわやか福祉財団理事長）を開き、２０１２年３月「予防・解決に向けた提言」がとりまとめられました。

その概要を紹介します。職場のパワーハラスメントの概念と行為類型をまとめています。

○職場のパワーハラスメントの概念

職場のパワーハラスメントとは、同じ職場で働く者に対して、職務上の地位や人間関係などの職場内の優位性を背景に、業務の適正な範囲を超えて、精神的・身体的苦痛を与える又は職場環境を悪化させる行為をいう。（傍点は筆者）

職場内の優位性＝パワー、です。パワハラというと一見、上司が加害者で部下が被害者ととらえがちですが、それに限らないことに注意が必要です。また、「業務の適正な範囲を超えて」というのがミソです。業務の適正な範囲であれば、指導・注意・叱責等は妥当とされ、ここで言うパワハラに該当しません。職務明細書が必ずしも整備されていない、わが国の職場において、何が「適正な業務の範囲」かは、普段から議論しておく必要のある事項と言えるでしょう。

こうした定義の下、「パワハラの予防・解決に向けた提言」では、パワハラの行為類型を次のようにまとめています。

○職場のパワーハラスメントの行為類型（典型的なものであり、すべてを網羅するものではないことに留意する必要がある）

①暴行・傷害（身体的な攻撃）
②脅迫・名誉毀損・侮辱・ひどい暴言（精神的な攻撃）
③隔離・仲間外し・無視（人間関係からの切り離し）
④業務上明らかに不要なことや遂行不可能なことの強制、仕事の妨害（過大な要求）
⑤業務上の合理性なく、能力や経験とかけ離れた程度の低い仕事を命じることや仕事を与えないこと（過小な要求）
⑥私的なことに過度に立ち入ること（個の侵害）

①については、業務の遂行に関係するものであっても、「業務の適正な範囲」に含まれるとすることはできない。②と③については、業務の遂行に必要な行為であるとは通常想定できないことから、原則として「業務の適正な範囲」を超えるものと考えられる。
④から⑥までについては、業務上の適正な指導との線引きが必ずしも容易でない場合があると

考えられる。こうした行為について何が「業務の適正な範囲を超える」かについては、業種や企業文化の影響を受け、また、具体的な判断については、行為が行われた状況や行為が継続的であるかどうかによっても左右される部分もあると考えられるため各企業・職場で認識をそろえ、その範囲を明確にする取組を行うことが望ましい。

右の行為類型のうち、①〜③は〝一発アウト！〟ということですね。長時間過重労働は、「過大な要求」だから④に含まれるとする識者もいます。そうすると、２０００年代以降の労働ストレス要因は、ハラスメントと、努力の報われない仕事、とまとめられます。

続いて、予防・解決に向けた取り組みを提言しています。

○職場のパワーハラスメントをなくすために（予防・解決に向けた取組）

⑴　企業や労働組合、そして一人ひとりの取組

職場のパワーハラスメントをなくしていくために、企業や労働組合は、職場のパワーハラスメントの概念・行為類型（前記参照）や、ワーキング・グループ報告が示した取組例を参考に取り組んでいくとともに、組織の取組が形だけのものにならないよう、職場の一人ひとりにも、それぞれの立場から取り組むことを求めたい。

⑵　それぞれの立場から取り組んでいただきたいこと

▽トップマネジメントへの期待：組織のトップマネジメントの立場にある方には、職場のパワーハラスメントは組織の活力を削ぐものであることを意識し、こうした問題が生じない組織文化を育てていくことを求めたい。そのためには、自らが範を示しながら、その姿勢を明確に示すなどの取組を行うべきである。

▽上司への期待：上司の立場にある方には、自らがパワーハラスメントをしないことはもちろん、部下にもさせないように職場を管理することを求めたい。ただし、上司には、自らの権限を発揮し、職場をまとめ、人材を育成していく役割があり、必要な指導を適正に行うことまでためらってはならない。また、職場でパワーハラスメントが起こってしまった場合には、その解決に取り組むべきである。

▽職場の一人ひとりへの期待：人格尊重、コミュニケーション、互いの支え合い

•人格尊重：職場のパワーハラスメント対策の本質は、職場の一人ひとりが、自分も相手も、等しく、不当に傷つけられてはならない尊厳や人格を持った存在であることを認識した上で、それぞれの価値観、立場、能力などといった違いを認めて、互いを受け止め、その人格を尊重し合うことにある。

•コミュニケーション：互いの人格の尊重は、上司と部下や同僚の間で、理解し協力し合う適切なコミュニケーションを形成する努力を通じて実現できるものである。そのため、職場のパワーハラスメント対策は、コミュニケーションを抑制するものであってはならない。

職場の一人ひとりが、こうしたコミュニケーションを適切に、そして積極的に行うことがパワーハラスメントの予防につながる。

例えば、上司は、指導や注意は「事柄」を中心に行い「人格」攻撃に陥らないようにする。部下は、仕事の進め方をめぐって疑問や戸惑いを感じることがあればそうした気持ちを適切に伝える。それらの必要な心構えを身につけることを期待したい。

・互いの支え合い：職場の一人ひとりが、職場のパワーハラスメントを見過ごさずに向き合い、こうした行為を受けた人を孤立させずに声をかけ合うなど、互いに支え合うことが重要である。

(3)　政府や関係団体に期待すること

国や労使の団体は、当会議の提言及びワーキング・グループ報告を周知し、広く対策が行われるよう支援することを期待する。

政労使の3者の社会対話で、労働者の労働条件や安全衛生管理が進むとするＩＬＯの理念に沿っていると言えます。こうした取り組みを通して、〝健康職場〟（172ページ）やディーセントワーク（働きがいのある人間らしい仕事）が進むように意図されていると言えそうです。

（3）ハラスメントの現状──各種調査から

では、ハラスメントはわが国の職場においてどの程度広がっているのでしょうか。

■2007年頃の調査から

この当時は、次項で紹介するような全国規模のまとまった調査はありませんでした。拙著『成果主義とメンタルヘルス』でも紹介しましたが、上畑と筆者の労働関連自殺37事例の分析は、「仕事におけるストレスフルな出来事」として17事例（43・2％）がハラスメントを経験していました。「長時間労働」（81％）に次ぐ経験割合でした。しかし、ストレス強度でみるとむしろ、ハラスメントが最も強いと推定されました。

その後読者の申し出で実現した、１１６０人の販売職員を対象とした調査では、有効回答数１１２１人中、１４４人（12・８％）が最近職場で「いじめ」や「パワハラ」を受けたことが「ある」と回答していました。

この当時のハラスメントの実態調査としては次のようなものがありました。

早稲田大学ハラスメント防止委員会の調査では、ハラスメントの被害経験は、４割が「ある」。35歳以下の青年教職員に対する調査では、21都道府県の１９７８人（男性８３７人、女性１１

40人）の回答者のうち、39・7％が「なんらかのハラスメントがある」と回答し、対象者の37・4％が「実際にハラスメントを受けたことがある」と回答しています。以上の調査から、10年前頃には1～4割程度の労働者が、職場でハラスメントを経験していただろうとまとめられるでしょう。

■2012年の調査から

では、近年はどの程度の労働者がハラスメントを経験しているでしょうか。また、全国規模の調査結果では、パワハラを企業や従業員はどうとらえているでしょうか。

「パワハラの予防・解決に向けた提言」を受け、国が初めて大規模に調査したものが「職場のパワーハラスメントに関する実態調査」です。

1．調査の概要

（1）企業調査

全国の従業員（正社員）30人以上の企業17000社に調査票を郵送した（配達不能252件）。300人以上の企業については全社を対象とし、299人以下の企業については、業種、社員数の分布に基づき無作為抽出を行った。回収率は27・3％。

（2）従業員調査

全国の企業・団体に勤務する20～64歳の男女9000人（公務員、自営業、経営者、役員は除く）に対してインターネット調査を行った。対象者については、総務省「就業構造基本調査」を参考に、性、年代が一致するように調査票を送った。

2．主な調査結果

（1）相談窓口における従業員からのパワーハラスメントの相談状況

従業員の悩み、不満、苦情、トラブルなどを受け付けるための相談窓口を設置している企業は全体の73・4％あるが、従業員1000人以上の企業では96・6％とほとんどの企業で相談窓口を設置しているのに対して、従業員99人以下の企業では37・1％と低い水準にとどまっている。

社内に設置した相談窓口で相談の多いテーマとして、パワーハラスメントはメンタルヘルスの不調に次いで多くなっている。

（2）パワーハラスメントの発生状況

実際に過去3年間にパワーハラスメントに関する相談を1件以上受けたことがある企業は回答企業全体の45・2％で、実際にパワーハラスメントに該当する事案のあった企業は回答企業全体の32・0％であった。

一方、従業員に関しては、過去3年間にパワーハラスメントを受けたことがあると回答した者は回答者全体の25・3％であった。

企業に寄せられるパワーハラスメントに関する相談について、当事者の関係をみると、「上司から部下へ」、「先輩から後輩へ」、「正社員から正社員以外へ」といった立場が上の者から下の者への行為が大半を占めている。

（3）パワーハラスメントが発生している職場とは

企業調査において、パワーハラスメントに関連する相談がある職場に共通する特徴として、「上司と部下のコミュニケーションが少ない職場」が51・1％と最も多く、「正社員や正社員以外など様々な立場の従業員が一緒に働いている職場」（21・9％）、「残業が多い／休みが取り難い」（19・9％）、「失敗が許されない／失敗への許容度が低い」（19・8％）が続いている。従業員調査でも同様の傾向が示されている。

（4）パワーハラスメントの予防・解決のための企業の取組と効果

回答企業全体の80・8％が「パワハラの予防・解決を経営上の課題として重要」だと感じている一方で、予防・解決に向けた取組をしている企業は45・4％にとどまり、特に従業員99人以下の企業においては18・2％と2割を下回っている。

パワーハラスメントの予防・解決に向けた取組として実施率が高いのは、「管理職向けの講演や研修」で取組実施企業の64・0％で実施され、「就業規則などの社内規定に盛り込む」（57・1％）が続いている。実施している取組の効果が実感できるかという点については「講演や研修」など直接従業員に働きかける取組の効果の実感が高い一方で、「就業規則に盛り込む」といった事項では相対的に低くなる傾向が見られる。「就業規則に盛り込む」といった対応は企業規模にかかわらず実施できるものの、「講演や研修」といった対応は一定程度の従業員規模がないと実施しにくいこともあり、特に従業員99人以下の企業での実施率が低くなっている。

（5）パワーハラスメントの減少に向けて求められること

企業調査において、パワーハラスメントの予防・解決の取組を進めるに当たっての課題として最も比率が高かったのは「パワハラかどうかの判断が難しい」で、回答企業全体の72・7％が課題としてあげている。また、取組を進めることで懸念される問題として、「権利ばかり主張する者が増える」（64・5％）、「パワハラに該当すると思えないような訴え・相談が増える」（56・5％）といった項目が多くあがっている。

一方、従業員調査において、過去3年間にパワーハラスメントを受けた経験者のうち、46・7％が「何もしなかった」と回答しており、社内の相談窓口に相談した者の比率は1・8％と低い。

3．パワーハラスメントの予防・解決のための取組を進める視点

今回の調査結果から、パワーハラスメントの予防・解決への取組にあたっては、以下の3点を意識して進めることが重要であると考えられる。

（1）企業全体の制度整備

実際にパワーハラスメントを受けた者が相談窓口に相談する比率は極めて低いことから、単に相談窓口を設置するだけでなく、相談窓口が活用され、解決につなげるアクションを促すような仕組みづくりもしていく必要がある。さらに、パワーハラスメントに関する研修制度や、就業規則などの社内規定にパワーハラスメント対策を盛り込むことなど、総合的な取組をしていくことが重要である。

（2）職場環境の改善

パワーハラスメントの実態を把握し、解決につなげるアクションを促すためには、上位者がパワーハラスメントについて理解した上で、部下等とのコミュニケーションを行うことにより、パワーハラスメントが生じにくい環境を作り出すとともに、パワーハラスメントに関する相談がしやすい職場環境を作り出すことが重要である。また、職場における働き方についても、労使で十分話し合って、労働時間や業務上の負荷によりストレスが集中することのないよう配慮することも、パワーハラスメントをなくすことにつながると考えられる。

（3）職場におけるパワーハラスメントへの理解促進

「職場のパワーハラスメントの予防・解決に向けた提言」をもとに、各企業は、自社の状況を踏まえ、労使の話し合いのもと、会社としてのパワーハラスメントについての考え方を整理し、職場においてパワーハラスメントの予防・解決への意識啓発を進めていくことで、パワーハラスメントかどうかの判断やパワーハラスメントといえない相談が寄せられるといった課題の解決に

図表14　都道府県労働局等への相談件数

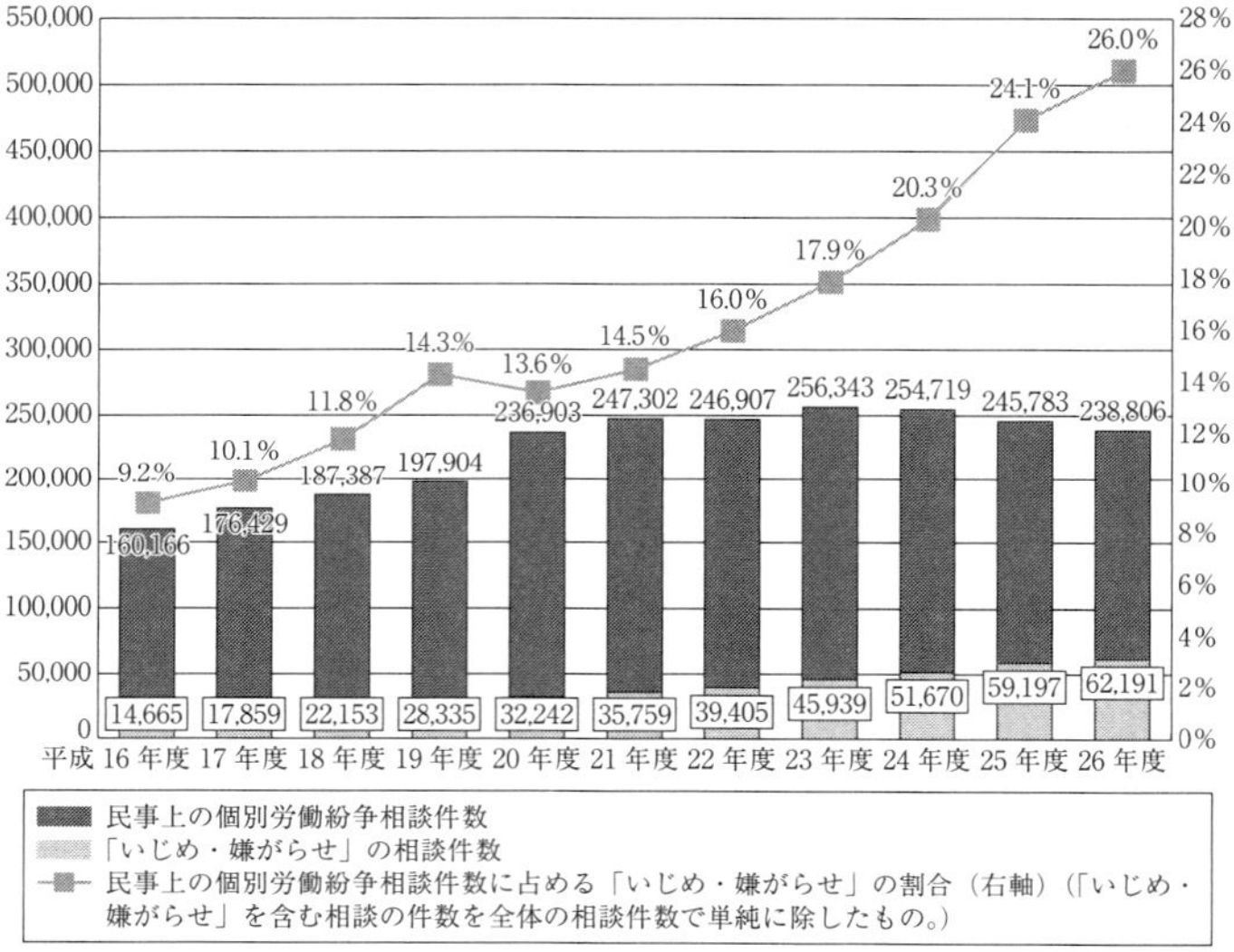

（出所）　https://no-pawahara.mhlw.go.jp/foundation/statistics/

近づくことが期待される。パワーハラスメントの予防・解決への取組を進め、従業員の関心が高まることで、一時的にはパワーハラスメントの相談が増えることも予想されるが、しっかりと相談に対応していく中で、各種取り組みの効果が現れ、将来的にはパワーハラスメントをなくすことにつながると考えられる。

図表14は、都道府県労働局等に設置された総合労働相談コーナーに寄せられる「いじめ・嫌がらせ」に関する相談件数の推移を示しています。2012（平成24）年度に、5万1670件で相談内容の中でトップとなり、引き続き増加しています。

精神障害の労災認定の出来事別決定件

数／支給決定件数をみてみましょう。

▽２０１５（平成27）年

「（ひどい）嫌がらせ、いじめ、又は暴行を受けた」　１６９／６９

「上司とのトラブルがあった」　２２１／２１

▽２０１６（平成28）年

「（ひどい）嫌がらせ、いじめ、又は暴行を受けた」　１５１／６０

「上司とのトラブルがあった」　２５９／２１

右の通りで、ハラスメントを原因とする決定件数ならびに支給決定件数とも全体の中で上位を占め、近年増勢です。

ハラスメントは今日、わが国の職場で日常茶飯事であり、わが国の職場に蔓延していると言えます。

■「パワハラ対策導入マニュアル」

以上のとおり、「職場のパワーハラスメントに関する実態調査」（厚労省、２０１２（平成24）年）によれば、80％以上の企業が「職場のパワハラ対策は経営上の重要な課題である」と考えていますが、予防・解決のための取り組みを行っている企業は全体の45・4％に過ぎませんでした。特に、従業員数１００人未満の企業では18・2％に留まり、約20％の企業が「現在は行っていないが取組を検討中」と回答しています。

そうした現状を受け、２０１５年5月、厚労省は「パワハラ対策導入マニュアル」を作成し、7月から企業の人事担当者を対象にした無料のセミナーを全国で開催してきています。

マニュアルで提案されている「モデルプラン」は次のような例です。

［モデルプランの内容］
1．企業トップからのメッセージの発信
2．ガイドラインや就業規則などの社内ルールの作成
3．従業員アンケートによるパワハラの実態把握
4．管理職研修・従業員研修の実施
5．会社の方針についての社内周知
6．相談窓口や対応責任者を決めるなどの相談・解決の場の設置
7．行為者に対する再発防止研修

特に、行為内容と就業規則とを連動させた、すなわち懲戒規定を設けるなどの、2．が最も重要であると考えます。

■〝ソフトな〟ハラスメント

明らかな退職強要とか暴言といったわかりやすい従来からのハラスメントを〝ハードな〟ハラスメントと呼んで131ページ以降で詳しく紹介しました。ところが近年、一見それとは分かりにくい手口の巧妙なものが増えてきています。後者を〝ソフトな〟ハラスメントと呼ぶことにしたいと思います。その代表例がPIP（Performance Improvement Program：業績改善プログラム）です。

▽50代男性、システムエンジニア（SE）

近年、SEの仕事は一人で黙々とやるようなものとは限らず、プロジェクトとして多数のSEがチームを組んですることが多い。この男性によると、50代半ば頃に業績が上がらないとされ、業績評価のボトム（最下位）から○%とされました。プロジェクトによっては、最初からさほど大きな業績の上がらないものもあり、50代のSEの多くは、そうしたプログラムをこなさないといけないことが多くなるのだそうです。そうすると、そもそも最初からあまり高い成果の出ないプロジェクトを引き受けざるを得ず、したがって当然あまり業績ができませんから50代以降の「高齢」のSEはこの業績評価が下から○%にどうしてもなりやすいわけです。

そのように年下上司から認定されると、この男性はたびたび上司との面談を繰り返されるようになりました。その内容は「これだけできる（できていた）方なのに、最近の業績はこうだから、もっと力を発揮できるところがあると思います」というもの。要するに、助言の形をした退職強要です。

かたくなに「退職するつもりはない」と何度か繰り返していたら、業績がボトム○％より上がるようにと業績改善プログラム（ＰＩＰ）の対象となりました。ＰＩＰでは、業績改善のための管理シートを渡され、改善を要する点を書かされます。その目標は、抽象的であいまいだったり、高すぎる目標を設定されます。目標が達成されるまで面談が繰り返され、面談のたびに達成できていない点、足りない点を責められます。これではメンタルが持ちません。

この男性は、１回目のＰＩＰは、所属職場が忙しくなってＰＩＰが曖昧になり、幸い新しいプロジェクトに所属できて何とか乗り切りました。しかし、２回目のＰＩＰ対象となったことで、メンタルがずたずたになる前にと筆者の許を受診しました。

軽症うつ病状態でしたが、睡眠薬の使用だけで回復。コンピューター関連の会社に再就職し、現在は服薬なしで、患者卒業の予定です。

▽50代男性、記者

この方も先のＳＥとまったく同じ流れです。ＰＩＰでの目標は、毎日記事を１本とか、普通に考えたらこなせない無茶な目標設定でした。睡眠を削って取り組んでいるうちに、眠れなくなって筆者の許を受診されました。

うつ病状態に陥っていましたが、筆者の診断書で休職してからは急速に改善。リハビリも順調で、病前の10割に回復したところで、仕事上の旧知から声がかかって他の新聞社の記者として働いています。通院はすでにしていません。

他にも、リストラ対象社員をまとめて配属させておく「追い出し部屋」、出向転籍後転籍先で「仕事がない」とされたり、PIPとしてキャリアコンサルタント会社に通ってさまざまなテストを受けさせられ、その結果「外に活躍の場を見出した方がよい」とされたり……労働者が「自己都合退職」の道を選ぶようにと巧妙な仕掛けが次から次へと出現しています。

3　健康職場をめざして

拙著『成果主義とメンタルヘルス』は、筆者の初単著でした。当時労働時間や勤続年数でなく成果や業績で評価する〝公正な〟賃金として、ホワイトカラーを中心に労働時間規制の適用を除外する、いわゆるホワイトカラーエグゼンプションが、政府・財界を中心に導入されようとしていました。

そうした緊迫した状況だったからか、むしろ学術書に近い拙著でしたが好意的に受け入れていただけました。いくつものマスコミで好意的な書評を目にすることもできました。

拙著出版より足掛け10年を経ました。この間に加わった知見等を加え、ストレスチェック時代のメンタルヘルス対策について述べて行きたいと思います。本書が初めてという読者も多いでしょうから、まず拙著の要点を振り返っておきたいと思います。

(1)『成果主義とメンタルヘルス』のポイント

筆者には成果主義的な賃金制度が、賃金抑制策に見えて仕方なく、社会医学者の端くれとして、そうした賃金体系がむしろ、職場における精神疾患(特にうつ病)や自殺を増やしているのではないか。そう仮説を立て、執筆当時、入手可能な社会調査と精神科疫学調査を集め検証しようと試みました。

■新たな労働ストレス因子

その結果をまとめると次のようでした。

当時入手可能だった社会調査の結果から得られた知見は、成果主義賃金制度の導入によって、次の9つの労働ストレス因子が高まることが示唆されることでした。

①残業時間が増え「長時間労働」となる
②ノルマと進捗管理が厳しくなって「仕事の要求」が高まる
③「裁量性」が乏しくなる
④上司や同僚とのコミュニケーションが悪化し「職場の支援」も悪化する
⑤賃金・仕事・訓練や研修といった側面に対する「満足や納得」が低下する
⑥その結果全体として「評価に対する不満」を高める
⑦労働者は一人でする仕事が増え個別化が進む
⑧雇用関係においても個別労務管理化が進んで離・退職圧力が増す
⑨成果評価は人格の序列化やハラスメントの増加に通じる

執筆当時、成果主義とメンタルヘルス（不全）の関係を直接解明した研究は、見出されませんでした。それは現在も同じです。

そこで、種々の社会調査と労働精神医学（疫学）研究の成果を結び、両者の「因果の鎖」を解明しようとしました。すなわち、次ページ図表15に示したように、長時間労働化、仕事の要求度の上昇、裁量度の低下、支援度の低下、仕事に対する努力の必要が悪化、尊重報酬・金銭地位報酬・職の安定報酬の低下、ハラスメントの増加、こうした労働ストレス要因の悪化によりうつ状態・うつ病が増加、その結果労働関連自殺（過労自殺）の増加に至る。

図表15　過労自殺の「因果の鎖」

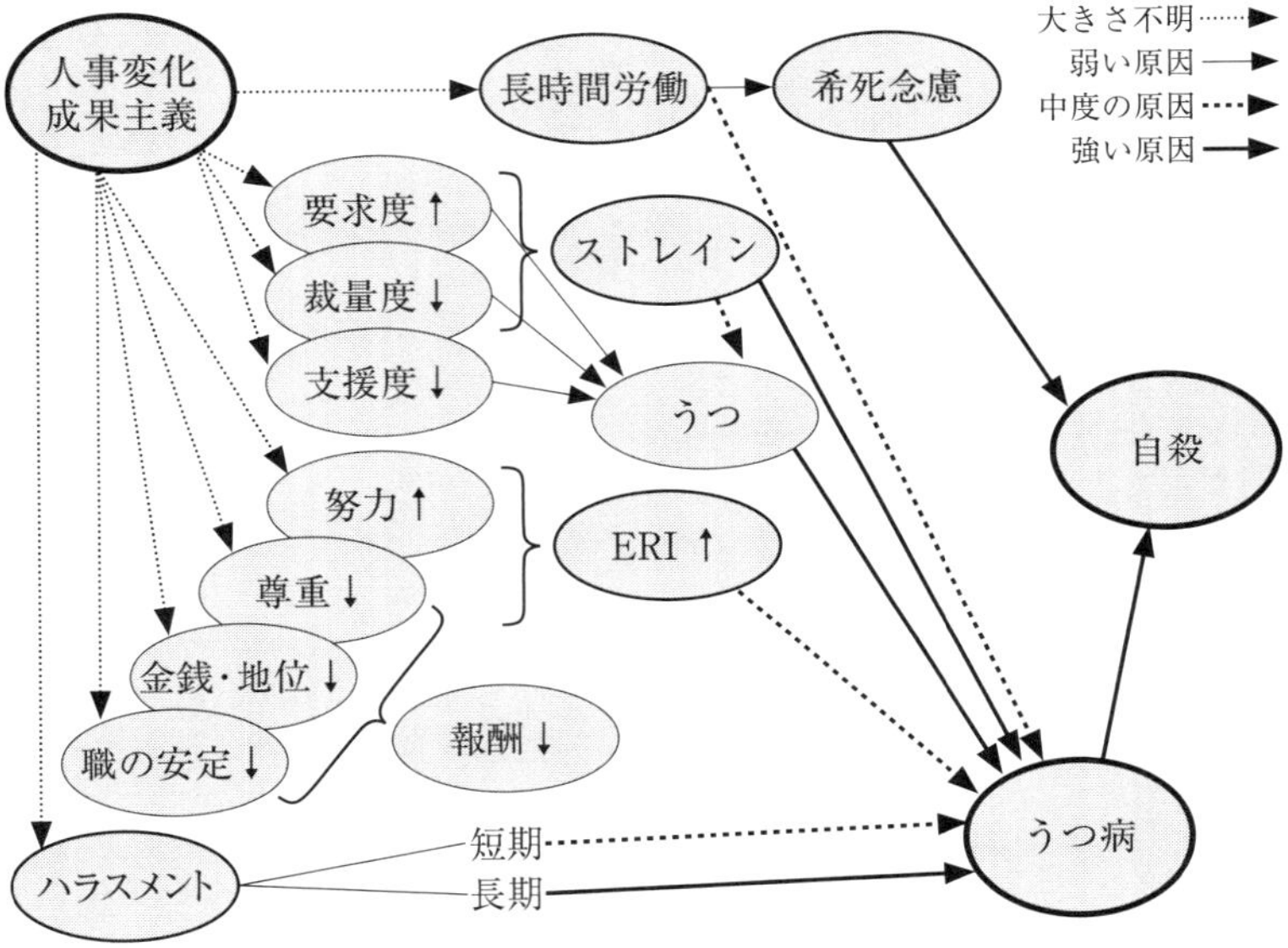

要するに、従前わが国の労働の特徴と言われてきた長時間過重労働が一層厳しくより広がり、努力報酬不均衡（ＥＲＩ）とハラスメントの悪化と広がりが新たにもたらされたと言える。

ただし、こうした悪影響は、長期雇用を放棄し成果主義賃金制度を導入している「純粋アメリカ型」成果主義で顕著にみられるようだ。一方、２０００年以降わが国で導入されるようになった成果主義賃金制度の多くは、「修正日本版」成果主義とでも呼べるもので、長期雇用も堅持されている。同じ「成果主義賃金制度」と称しながら、「修正日本版」では悪影響度が小さいようであることも、社会調査のデータから知れるというのが要旨でした。

なお、社会調査のデータから「因果効果の大きさ」は得られていませんでした（図表15中の「大きさ不明」の矢印部分）。一方、労働精神医学研究からは「因果効果の大きさ」を含めた知見が得られ、それらをまとめたものが図表15でした。また、長時間労働からうつ病や希死念慮への矢印は、横断研究といって、ある一時点に調査したデータで関連性をみているという制約のあるものでした。

（詳細についてお知りになりたい読者は、ぜひ拙著に当たってください）

２０１５年12月から義務化されたストレスチェック制度は、②～④と労働者のストレス状態を測定することで、うつ病等のメンタル不全を未然に防ごうとする仕組みと言えます。図で言えば、要求度、裁量度、支援度、うつ状態／ストレイン（心理的緊縛）を測って、うつ病等を未然に防ごうという制度です。

■「長時間過重労働」が精神に悪い

長時間労働とうつ状態（うつ病）の因果関係は、実は今も、十分に解明されているとは言えません。先行研究では、一貫した結果が得られていません。

一貫性がないとは、長時間労働がうつ病の原因となる、原因とならない、むしろ予防的（長時間労働の方がうつ病にならない）といった、バラバラの結果となるということです。

ここが解明されていませんと、たとえば、過労自殺裁判において、長時間労働が本当にうつ病

図表16　長時間過重労働は精神に悪い

モデル1
自由度＝3
カイ2乗値＝41.5
確率＝0.0

モデル2
自由度＝3
カイ2乗値＝8.06
確率＝0.5

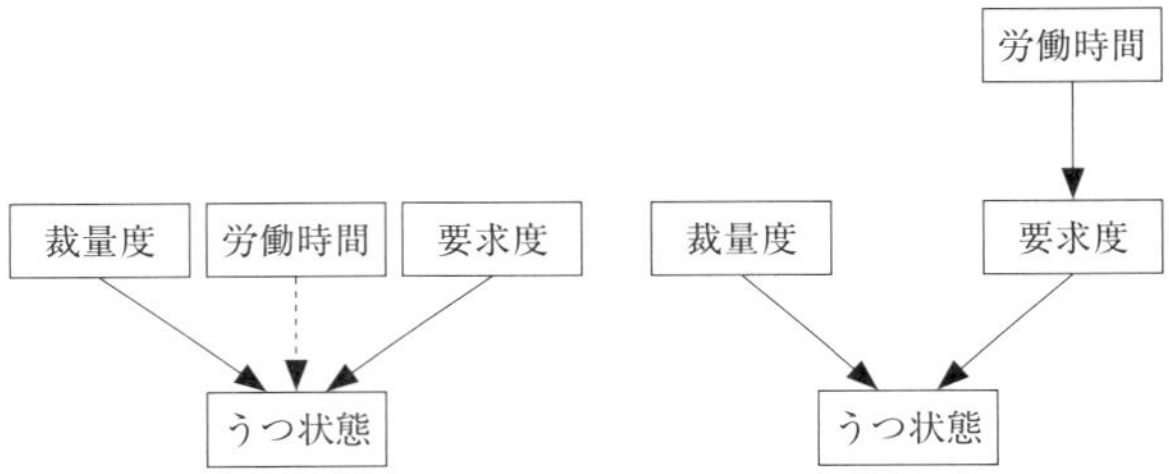

●標準化総合効果●（モデル1）

	裁量度	長時間労働	要求度
うつ状態	－0.23	－0.07	0.30

●標準化総合効果●（モデル2）

	裁量度	長時間労働	要求度
うつ状態	－0.23	0.11	0.28

の原因となるのか、という論争で原告側不利になります。

直感的には、長時間労働はうつ病をはじめとした健康被害の原因になると思われるのですが、なぜ先行研究でうつ病との一貫性がないのか。それを解明することが、社会人大学院にまで入学した筆者の研究の柱の一つになりました。そこで、メンタルヘルス対策を立ててほしいという要望に沿うため、民主的経営の2事業所で調査させていただいたデータを使用して、この点について分析を試みることにしました（Ａｍａｇａｓａら、２０１２）。

詳しい内容は抜きにして結果だけご紹介します。

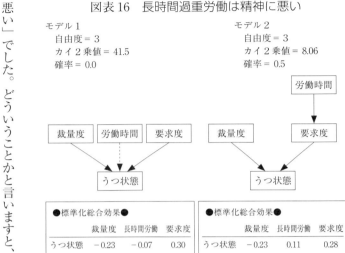

結果は単純で、「長時間過重労働は精神に悪い」でした。どういうことかと言いますと、図表16を見てください。

従来の研究では、左側のように、労働時間（長時間労働）と仕事の要求度（過重労働）と仕事の裁量度を同じレベルに、別々に位置付けてうつ状態やうつ病との因果関係を解明しようとしていたため、一貫性のない結果になっていたのではないか。２事業所のデータで分析してみると、右側のように、因果関係の構造が、労働時間（長時間労働）→仕事の要求度（過重労働）→うつ状態（うつ病）になっていました。要するに「長時間過重労働」が精神に悪い（うつ状態の原因となる）、という結果が得られたのです。

そう気づいてみて右側の図に合うように、従来型の分析をしてみると、確かに、「短時間・過重でない労働」より、「長時間・過重労働」になるほど、因果関係の大きさを表すオッズ比が大きくなっていました。長時間過重労働ほど、うつ状態であるリスクが大きくなっていたという結果が得られました。

具体的には、一つの事務系職員の事業所では、「非長時間・非過重労働」に対して、「非長時間・過重」の場合1・3倍、「長時間・非過重」で2・7倍、「長時間・過重」で4・4倍などという結果がえられました。

ここまでは、ある一時点で測定したデータを分析したものです。一時点データの分析に対しては、意地悪な人がいたら、長時間過重労働だからうつになっているのではなく、うつだから長時間過重労働になっているんじゃないの、と言われてしまうかも知れません（図表15の分析の仕方の場合、数学的に、うつだから長時間過重労働になっているのではないことを示せます）。

そこで、２事業所のうち一方は、ベースライン（１９９９年）と1年後（２０００年）のデータも得ていましたので、どちらが原因なのか分析しました。

その結果、１９９９年に非長時間過重労働で２０００年にも非長時間過重労働であった労働者に比べて、1年後に長時間過重労働になった労働者は約15倍うつになる。逆に１９９９年に長時間過重労働であったのに、２０００年に非長時間過重労働になれた労働者は、約９倍うつになりにくい。１９９９年も２０００年も、長時間過重労働だった労働者は、約2倍うつになりやすい。つまり、長時間過重労働への変化がうつになる。長時間過重労働を働き続けられる労働者もいるけれども、年余の蓄積でやはりうつになり得る。大変常識的な結果が得られました。

ところで、英国の公務員を調査対象にしたコホート調査（一定期間に追跡調査すること）の結果も得られています。1回目の調査の時、男性１６２６人、女性４９７人、平均年齢47歳でした。この人たちを平均５・８年間フォローアップ調査しました。1回目の調査の時には、1日の労働時間、労働ストレス（仕事の要求、裁量、ソーシャルサポート）などを調査しています。うつ病の発症についてはＣＩＤＩというきちんとした面接方法で確認しています。

その結果、性、年齢、職位、婚姻状態、慢性疾患を抱えているか否か、喫煙と飲酒の状態、仕事の要求度と裁量度、支援度といった要因の影響を取り除いたときに、1日の労働時間が7～8時間の労働者に比べ、11～12時間の者は、２・５倍うつ病にかかりやすくなっていました。

こうした研究からも、長時間労働、長時間過重労働はうつ病の原因となり得ることが、拙著出版時よりもより明確にされつつあると言うことができるでしょう。原因としての大きさは中等度から強いと推定されます。

ところで、図表16の右の図（モデル２）を見ると、仕事の要求が、労働時間とうつ状態の中間変数（間の変数）となっています。労働時間とうつ状態の関係を見る時には、仕事の要求を説明変数として組み込まないで分析することで、一貫した結果が得られる可能性があることが示されたと言えます。労働時間というういわば物理的要因と、仕事の要求度や裁量度といういわば質的ストレスとを並べて考えてはいけないという、これまた常識的な結果が得られました。

なお、以上の研究成果で、２０１４年1月に足掛け13年で筆者は京都大学博士（社会健康医学）の学位を授与されました。この場を借りて、ご協力くださった両事業所のみなさまに衷心より感謝申し上げます。

■成果主義賃金制度が、長時間労働にする

成果主義賃金制度が、本当のところメンタルに悪いのかについて、実証的に解明する必要を感じます。

成果主義賃金と心身の健康については、コンピューター入力作業に成果主義的な報酬制度を適用した場合、血圧を上げ脈拍を下げたという報告があるくらいで、いまだ十分に解明されていないテーマです。

『成果主義とメンタルヘルス』では、先に触れた通り、各種調査研究から、図表15のような

「因果関係の鎖」が描けそうだ、そういう仮説が言えそうだというのが到達でした。その後、拙著を読んでくださったある民主的経営の総務部の方から、「うちの従業員を調査対象に、成果主義賃金や人事制度が、本当にうつ状態に悪いのかどうか、先生、検証してみませんか」という申し出をいただきました。

お聞きしてみると、世の流れで、正職員を主な対象に、成果主義的・業績評価主義的な賃金制度をいくつかの支店で導入してきたところ、メンタル不全が増えてきた印象があるとのことでした。従来型の年功賃金制度を残している支店もあり、比較調査するのにちょうどよいタイミング、2007年12月の時点で調査することができました。なお、この事業所で導入されてきていたのは、「日本版修正」成果主義賃金でした。

そこで、1万人以上の従業員の方々に調査協力をお願いしたところ、販売職員1160人のデータが得られましたので、どんな因果関係が描けるのか分析してみた結果が図表17です。ちょっと複雑な図から示唆されることの主要な点は、以下の5点です。

①制度を導入している職場では当然にその評価対象者が多い
②制度は長時間労働に確実に拍車をかけている
③この事業所に導入されている制度は裁量度を高めている
④制度は確かにうつ状態（図中のCES―D）やうつ病（臨床的うつ）の間接的な原因となり得る。しかし、

図表17　さまざまな労働ストレス要因とうつ

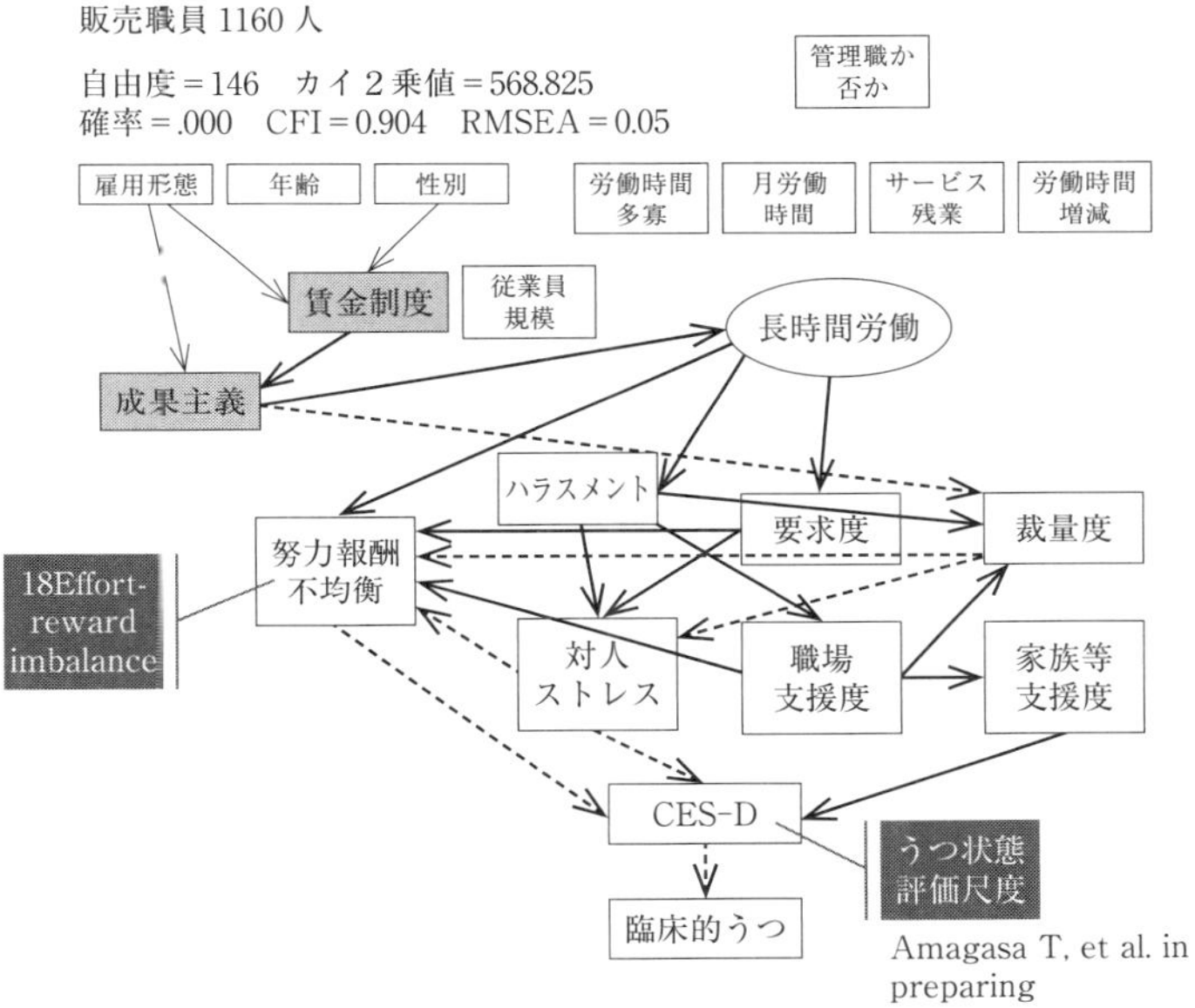

	成果主義	長時間労働	ハラスメント	職場支援	裁量	要求	対人ストレス	家族支援	努力報酬不均衡
うつ	.054	.176	.044	−.124	−.082	.100	.120	−.134	.292

⑤その影響の大きさは小さい
（下の表の成果主義の下の数字が0・054と小さい）
（これは、②と③の影響を相殺し合う2ルートを通じて成果主義が影響するから）

ほかに注目できる点は、長時間労働が努力報酬不均衡とハラスメントと仕事の要求を悪化させるということです。成果主義が、長時間労働を悪化させ、それがハラスメントに通じるのです。

成果主義、長時間労働が、いじめ・パワハラと努力の報われない仕事の温床となるということが示唆されました。

この研究結果は、もしも仕事の裁量がこの職場ほどに高まらなければ、「時間ではなく成果で評価する」システムはうつ状態に陥らせかねない、ということです。

■ブラック企業は株価も経営も悪化させる

「あそこはブラックだからねぇ……」「あそこは結構ホワイトらしいよ」といった言動は、労働精神科外来ではもちろん、筆者の日常的な生活の中でもよく聞くようになりました。あっという間に「ブラック企業」の用語が広まりました。近年、びっくりするほど速く日常語になった言葉の筆頭だと思います。

1990年代、景気の低迷するわが国にあって、1992年1号店を皮切りに、居酒屋チェーンを全国展開し、2000年には株式を東京証券取引場1部上場するなど、ワタミ株式会社は成功企業ともてはやされました。「地球上で一番たくさんの『ありがとう』を集める経営」者として、一時渡邉美樹氏は時代の寵児(ちょうじ)となりました。

しかし、2008年に過労自殺した女性従業員への渡邉氏の対応などをめぐり、世論の強い批判が起きました。2014年3月期、ブラック企業批判や居酒屋事業や宅食サービスの不振により、上場後初の赤字に転落。また2015年3月期の連結決算では126億円の赤字を計上するなどに至っています。

筆者は90例以上の労働関連精神疾患や自殺事案に関与してきました。本当にたくさんのことを過労自殺事例から学び、その一部を本書Ⅰ部で紹介しました。

ここでは、ワタミ株式会社と過労自殺した女性社員の例、その対応だけでなくブラック企業批判が起き、経営が赤字に転落したことを紹介しました。

過労自殺から学んだことをここでさらに付け加えるなら、過労自殺が発生した職場・事業所は、よほど真摯に経営を見直しテコ入れをしないと傾いてしまうことが多いということです。

筆者が、労働関連精神疾患や自殺で意見書や鑑定書作成に関与した事例で、しばらくすると粉飾決算していたとか、横領した社員が見つかったとか、経営的な不祥事がニュースになるという経験をたびたびしています。職場は、組織の管理方式、組織風土、経営理念の見直しをしないと、不健康職場となって従業員の健康は悪化し組織の業績も上がらないことになりがちだからでしょう。

先日も、通信機器関連の電材を扱っている会社で発生した過労自殺事案で、ご遺族と会社で和解が成立しました（行政訴訟はすでにご両親が勝訴し確定）。しかし、小さな会社なのでその和解金が支払ってもらえるか、その前に会社が潰れてしまって支払ってもらえないのではないか。複雑な思いである旨、担当の弁護士さんから連絡いただきました。

ストレスチェック制度義務化のメンタルヘルス対策は、このように会社の株価はもちろん、存亡まで揺るがしかねない必須の経営マターになっていると感じます。

（2）健康職場とは――〝ウィン・ウィン〟以上を目指す

WHO（世界保健機関）は、「健康職場」を提唱しています。

健康職場とは、労働者と経営者とが、以下の4つの側面から、ニーズを同定し、すべての労働者の健康と安全と幸福ならびに職場の持続可能性を保護し増進するため、ともに協力しながら、不断に改善し続ける取り組みをする職場とされます。つまり、すべての労働者にとっても、職場にとってもよりよい解決法を持続的に模索する組織が、健康職場です。

①物理的・肉体的な労働環境における健康と安全に関すること
②労働の態様や職場文化といった、心理社会的な労働環境における健康と安全と幸福に関すること
③職場における一人一人の健康資源（セルフケア）
④労働者と家族と地域の人々の健康を改善するために地域に参加する方法

米国労働安全衛生研究所（NIOSH）も、ほぼ同じ「健康職場モデル」を提唱しています。

従業員の健康や職場の業績を、組織特性が左右する。組織特性とは、経営方針や組織風土や管理方式のことです。

職業性ストレスと関連の深い健康障害として、次のように整理されています（労働省平成11年度「作業関連疾患の予防に関する研究」：http://www.tmu-ph.ac/pdf/H11report.pdf）。

▽重症度が高く、職業性ストレスとの関連性が強いと考えられるもの
　虚血性心疾患、脳血管疾患、自殺、仕事上の重大事故、交通事故

▽頻度が高く、仕事および生活の質への影響が大きく、職業性ストレスとの関連性があるもの
　高血圧、不整脈、肥満・高脂血症・脂肪肝、糖尿病（耐糖能異常）、胃・十二指腸潰瘍、アルコール関連障害、腰痛・頚肩腕痛、うつ病

メンタルヘルス対策は、心理社会的な労働環境の改善に留まらないこと、職員の健康保持、労働の生産性、職場の活性化、安全の確保といった、包括的な視点から重要であると言えます。健康職場とは、平たく言えば、その職場で働いているだけでどんどん従業員の心身が健康になっていけるような職場、ということでしょう。

以上、やや理念的でしたが、メンタルヘルス対策の効果は、メンタル不全の予防だけにあらずということを実証的に解明している研究（黒田ら、２０１４年）を紹介します。

企業調査データを用いて、企業における従業員のメンタルヘルスの状況について分析すると、

①メンタルヘルス休職者比率の規定要因を検証すると、時期によって結果が異なるものの、休職者比率は長時間労働によって高くなる

②フレックスタイム制度やワークライフバランス推進組織の設置によって、メンタルヘルス休職者率が低くなる可能性がみられた

③衛生委員会などでのメンタル対策審議やストレス状況などのアンケート調査、職場環境などの評価および改善など、個別施策によってはメンタルヘルス対策として有効なものもあった

④メンタルヘルスの不調が企業業績に与える影響としては、メンタルヘルス休職者比率は2年程度のラグを伴って売上高利益率に負の影響を与える可能性が示された。メンタルヘルスの休職者比率は労働慣行や職場管理の悪さの代理指標あるいは先行指標になっていると解釈すれば、メンタルヘルスの問題が企業経営にとって無視できないものとなっている

つまり、メンタルヘルス不調が2年程度のタイムラグをもって企業業績を悪化させることが示唆されたということは、メンタルヘルス対策が企業の業績を改善する、少なくとも悪化させずに済むようにできることが示唆されたということが実証的に示された結果です。

■ポスト過労死等防止推進法の時代

過労死家族の会、過労死弁護団、その支援者が、「過労死防止基本法制定実行委員会」を結成し過労死防止基本法の制定を求めて活発に活動しました。

その結果、２０１４年６月、過労死等防止推進法として、ストレスチェック制度を義務化した労安法の改正と時を同じくし、共に全会一致で可決成立しました。筆者も、過労死家族の会にお願いして衆議院本会議を通過する瞬間に傍聴席で立ち会わせてもらいました。

▽過労死等が、本人はもとより、その遺族又は家族のみならず社会にとっても大きな損失であるとした（第一条）

▽過労死等に関する調査研究等について定め、過労死等の防止対策を推進することで、過労死等がなく、仕事と生活を調和させ、健康で充実して働き続けることのできる社会の実現に寄与することが目的（第一条）。

▽過労死等を「業務における過重な負荷による脳血管疾患若しくは心臓疾患を原因とする死亡若しくは業務における強い心理的負荷による精神障害を原因とする自殺による死亡又はこれらの脳血管疾患若しくは心臓疾患若しくは精神障害」と定義した（第二条）

▽厚生労働省に、遺族や過労死弁護団の弁護士も参加する過労死等防止対策推進協議会が設置

され、過労死等防止大綱が策定された
▽年一回施策の進捗を、政府が国会に報告する
▽11月を過労死等防止啓発月間として取り組む

といった内容です。

法律ができても、法律に実効性をもたせる取り組みをしなければ、絵に描いた餅です。それは、労基法や労安法等がありながら、本書で述べてきたような労働ストレス要因の悪化、メンタル不全の多発が止まらないことからも明らかです。

こうした法律を活かし、社会経済構造の変化→賃金制度を含む労働条件の悪化→ストレス状態の悪化→メンタル不全の悪化→過労死等の悪化という悪循環の「因果の鎖」を絶つ取り組みがなお、求められています。

■それでもやはり労働組合に期待

2014(平成26)年「労働組合基礎調査の概況」(厚労省)によれば、労働組合の組織率は過去30年右肩下がりで減少を続けています。2014(平成26)年には、組合数2万5279、組合員数984万9000人、推定組織率17・5%と報告されています。

しかし、たとえば本書Ⅱ部で述べてきたハラスメント対策でも、「(1)企業や労働組合、そして

一人ひとりの取組」、とあったように、労働組合には期待があります。

①50人以上の職場では、衛生委員会に労使双方の委員が参加します。この衛生委員会が、職場の衛生活動を推進する際の要(かなめ)であることに随所で触れてきました。ストレスチェック制度においても、衛生委員会は重要な役割が期待されています。

②労働条件の改善活動は、労働ストレスを改善させます。特に、長時間・過重労働など不健康な「働かせ方」を改善する取り組みが必要です。ストレスチェック制度の「集団分析」の結果を活かすためには集団的な取組みと創意工夫が必要で、労働組合の力の発揮のしどころです。

③労組が関わることで職場復帰支援のシステム作りが進み、実際復職を果たした労働者が複数得られた職場を、本書第Ⅰ部で紹介しました。また、私がこれまで関与してきた労働関連精神疾患や自殺（いわゆる過労自殺）事案で、労組の協力が得られた事案はほとんどが労災認定されたり訴訟で勝利しています。職場と労働者の実態を一番把握できているのは労組だからでしょう。

実際、労働組合の「有る」事業所の方が「無い」事業所よりメンタルヘルス対策が進んでいるという調査結果があります。

図表18　労働組合の有無と治療と職業生活の両立支援のあり方

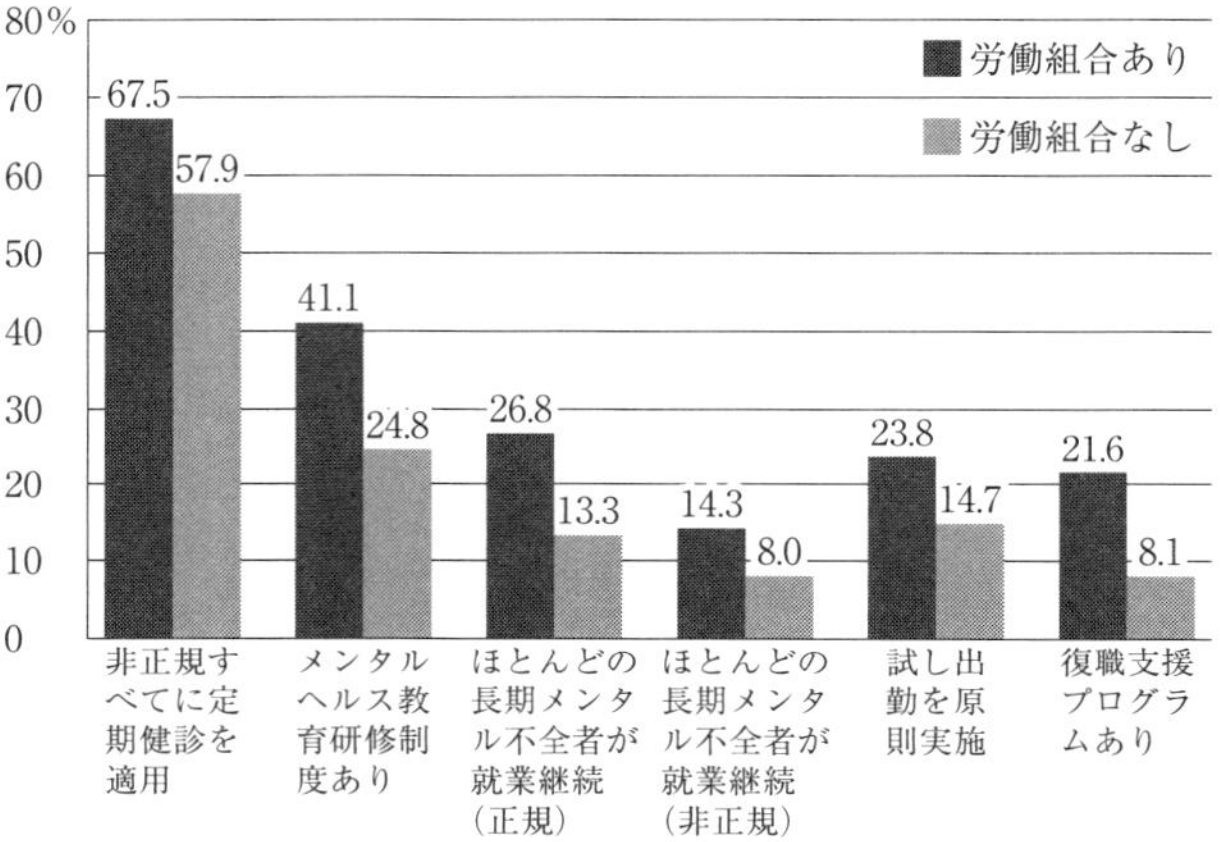

（出所）http://www.jil.go.jp/institute/research/2013/112.html

「治療と職業生活の両立支援に関する調査」（労働政策・研修機構、２０１３年）の付属の表から筆者が作成したものが図表18です。さまざまな項目で労働組合ありの職場の方が取り組み状況がよいことが明らかです。

しかし、残念なことに、労働組合のある職場が17・5％ですから、現実的には、８割あまりの職場には労働組合がありません。ではどうしたらいいでしょうか。

・個人加盟できる労働組合やユニオンに加盟する＝近年、東京管理職ユニオン、首都圏青年ユニオン、女性ユニオンなど個人加盟の労働組合が元気です。

・衛生委員会や産業医等安衛法の安全衛生管理体制を利活用しよう：常雇用者50人以上の事業所では、嘱託産業医の選任が安衛法で義務付けられています。また、月に1回以上、衛生委員会を開くこと、産業医の職場巡視も義務付けられています。こうした法律を守るようにしてもらうことを、一従業員として要請することは可能です。

たとえば、あなたが職場復帰をするところだとしましょう。職場復帰に当たっては、主治医を通じて、職場復帰支援プランの作成をプッシュしてもらうなどの工夫もできるでしょう。主治医を通じて、事業所に、「復職支援の手引き」の存在を知らせてもらうこともできるでしょう。もちろん本書で紹介した、さまざまな指針やガイドラインを、人事部や衛生委員等に提案することも可能でしょう。

- 公的な機関、職場の警察署である労基署を利用しよう：過労死等防止推進法の施行に合わせて労基署に長時間労働規制を専門とする担当者が置かれるようになりました。
- 民間の社会資源も利用できます：働くもののいのちと健康を守る地方センター（いの健地方センター）、社労士会、過労死弁護団、労働弁護団といった、労働者の味方になる社会資源もあります。

いの健全国センターのホームページは http://www.inoken.gr.jp/ にリンクされています。

（3）健康の社会的決定要因

人びとの健康状態を規定する、経済的、社会的条件のことです。人びとの健康や病気が、社会的、経済的、政治的、環境的な条件に影響を受けることが広く認められるようになってきています。つまり、自分一人だけの努力では、より健康な状態になれない、ということです。

ですから、労働組合活動として、また公共政策分野での取り組みを進めるために、時に政治的な活動も必要であることを示しています。

２００４年に取り上げられた要因は、次の10個です。社会格差、ストレス、幼少期、社会的排除、労働、失業、社会的支援、薬物依存、食品、交通の10要因です。本書と関係の深い要因について引用します。

▽ストレス＝ストレスの多い環境は人々を不安に陥らせ、立ち向かう気力をそぎ、健康を損ない、ひいては死を早めることもある。長期にまたは頻繁にストレスにさらされると人は、感染症、糖尿病、高血圧、心臓発作、脳卒中、うつ病といった病気にかかりやすくなり、あるいは攻撃的になる。

提言：医学上、ストレスによる体調の変化は、薬でコントロールすることはできる。しかし、それ以前に、慢性的なストレスの根本要因を減らすことに着目すべきである。

・学校、職場、その他の社会組織などにおける社会環境・安全対策は、物理的環境対策と同じくらい重要である。人々がそれぞれの組織の一員であるとの自覚を持ち、自らの存在価値を感じることができる社会は、人々が疎外され、無視され、使われていると感じる社会よりも健康水準が高い。

・行政は、福祉事業において、心配と不安定の原因になっている心理社会的ニーズと物質的ニーズの両方を満たす必要があることを認識すべきである。特に乳幼児を抱えた家庭へのサポート、地域活動の奨励、社会的孤立の解消、物質的・経済的な不安定の軽減、教育による健康への意識の改善、さまざまな社会復帰などの施策を推進していく必要がある。

▽労働＝職場でのストレスは疾病のリスクを高める。仕事に対してコントロールができる人ほど、健康状態が良好である。就労していることは、仕事を持たない状態よりも概(おおむ)ね健康には良い。しかし職場の社会的組織、経営方針、職場での社会的人間関係といったこと全てが健康に関わってくる。

提言

・職場での健康と生産性の関係は、一方が良くなれば他方が悪くなるというものではない。良好な労働環境が健康な労働力を生み、生産性を向上させ、さらに、一層生産性の高い、健康的な職場へと変わっていく。このような効果的な循環を確立することが可能である。

・意志決定の場にそれなりに関与することは、社内のあらゆる層の従業員に有益である。従って労働環境の構築や改善に働き手が関わる仕組みが必要である。結果、従業員が仕事を進めるにあたり、様々な事柄を自ら調整できる機会を得ることになる。

・有用なマネジメントは全ての従業員にとって相応の報酬を保証するものである。賃金や昇進、自分に対する満足感という形態を取る。

・身体的な負担を減らすため、職場の環境は人間工学的に適切なものでなければならない。
・法律によるコントロールと検査の権限（チェック機能）を持つ効果的な職場基盤の整備が必要なのと同様、職場での健康維持管理のために、精神的な問題の早期発見や適切な関わり合いを持つ訓練を受けた者が職場に配置されるような健康に関するサービスも必要である。

■正しい「同一労働同一賃金」の実現を

２００８年に、ＷＨＯの社会的決定要因委員会の最終報告書が出版されています。公正な雇用と適切な労働条件が重要な健康の社会的決定要因とされ、取り組まれるべきこととして、次のようなことが挙げられています。

・政府、雇用主そして労働者は、貧困をなくし、社会的な不公平を減らし、身体的・心理社会的な危険への曝露を減少させることができ、それは人々の健康と幸福の向上にもつながる。そして健康な労働力が生産性向上に役立つのは当然である。
・健康の公平を達成するためには、安全かつ安定的で公正な報酬が支払われる仕事、年間を通じた雇用機会、そして健康的なワーク・ライフバランスが、すべての人々にとって必要である。
質の良い労働を男女ともに与える。それは健康的な生活を送るのにかかる現実的かつ最新のコストに見合う生活賃金を伴わなければならない。

すべての労働者を保護する。国際機関は、各国が、正規・非正規労働者に対して核となる労働基準を適用し、ワーク・ライフバランスを保障する政策を展開し、さらに不安定な就労形態から生じる労働者の不安を減らすための支援をする。

非正規雇用者の割合は２０１４年10月時点で４割を超えました。非正規雇用では労働に見合った賃金が得にくく、「職業全体の満足度」も正社員に比べ低くなっています。「ワーキングプア」が増えている30代の婚姻率は正社員の半分です。

そうしてみますと、正しい「同一労働同一賃金」は、メンタル不全を含む健康被害を予防する観点からも必要であると言えます。正しい「同一労働同一賃金」とは、①生計費を土台にして、②賃金引き下げをゆるさず、③男女や雇用形態による差別をなくして「均等待遇」を行うことです。

■リスペクト

『モラル・ハラスメントが人も会社もダメにする』の原著者マリー＝フランス・イルゴイエンヌさんが講演会の主催者である私たちと行ったディスカッションで、一要するに、アメリカ型の新自由主義がハラスメントを産む。ハラスメントをなくすには『人間の尊厳』をかけたたたかいが大切」と強調されていたのを再び昨日のことのように思い出します。

つまり、立憲主義の根本である「個人の尊厳」が尊重される社会をつくっていかなければなりません。パワハラの予防・提言の円卓会議に参加した企業の人事担当者の次の言葉が分かりやすく、また通底しているように思えます。

――全ての社員が家に帰れば自慢の娘であり、息子であり、尊敬されるべきお父さんであり、お母さんだ。そんな人たちを職場のハラスメントなんかでうつに至らしめたり苦しめたりしていいわけがないだろう。

〈主要参考文献〉

厚生労働省労働基準局、平成27年度「過労死等の労災補償状況」

平成16年度厚生労働科学研究費補助金（労働安全衛生総合研究事業）、「労働者の自殺リスク評価と対応に関する研究」総括・分担研究報告書

日本精神神経学会 日本語版用語監修、高橋三郎、大野裕 監訳『ＤＳＭ―５ 精神疾患の診断・統計マニュアル』（医学書院、２０１４年）

平成18年度厚生労働科学研究費補助金（こころの健康科学研究事業）『こころの健康についての疫学調査に関する研究総括研究報告書』こころの健康についての疫学調査に関する研究

古川壽亮、神庭重信 編集『精神科診察診断学 エビデンスからナラティブへ』（医学書院、２００３年）

精神医学講座担当者会議 監修『気分障害治療ガイドライン 第2版』（医学書院、２０１０年）

野村総一郎、樋口輝彦 監修『標準精神医学 第6版』（医学書院、２０１５年）

厚生労働省「改定 心の健康問題により休業した労働者の職場復帰支援の手引き」

厚生労働省「労働者の心の健康の保持増進のための指針」

厚生労働省「働く人のメンタルヘルス・ポータルサイト（こころの耳）」

労働政策研究・研修機構「メンタルヘルス、私傷病などの治療と職業生活の両立支援に関する調査」

厚生労働省「精神障害等の労災認定基準」平成23年12月

厚生労働省「労災保険指定医療機関になるための手続きについて」
熊沢誠『働きすぎに斃れて―過労死・過労自殺の語る労働史』（岩波書店、2010年）
水町雄一郎『労働法入門』（岩波新書、2001年）
森岡孝二『過労死は何を告発しているか　現代日本の企業と労働』（岩波書店、2013年）
厚生労働省労働基準局安全衛生部労働衛生課産業保健支援室「労働安全衛生法に基づくストレスチェック制度実施マニュアル」
細井和喜蔵『女工哀史』（岩波書店、1954年、単行本の初版は1925年改造社より）
川人博『過労自殺と企業の責任』（旬報社、2006年）
労働基準局労働条件政策課賃金時間室「職場のパワーハラスメントの予防・解決に向けた提言取りまとめ」2012年3月
同「パワーハラスメント対策導入マニュアル」2015年5月
早稲田大学ハラスメント防止委員会「職場のハラスメント防止に関する調査」2007年3月
厚生労働省委託事業（東京海上日動リスクコンサルティング株式会社）「職場のパワーハラスメントに関する実態調査」平成24年12月
鈴木剛『解雇最前線　PIP（業績改善計画）襲来』（旬報社、2012年）
今野晴貴『ブラック企業　日本を食いつぶす妖怪』（文藝春秋、2012年）
労働省平成11年度「作業関連疾患の予防に関する研究」「労働の場におけるストレス及びその健康影響に関する研究」

黒田祥子ほか「企業における従業員のメンタルヘルスの状況と企業業績―企業パネルデータを用いた検証―」
働くもののいのちと健康を守る全国センター編『ハンドブック　働くもののメンタルヘルス』(旬報社、２０１４年)
ＷＨＯ健康都市研究協力センター日本健康都市学会　特定非営利活動法人　健康都市推進会議『健康の社会的決定要因　確かな事実の探求第二版』２００４年
「健康の社会的決定要因（ＳＤＨ）」に関するＷＨＯ主要文書の邦訳、ＷＨＯ神戸センター
牧野富夫編著『アベノミクス崩壊　その原因を問う』(新日本出版社、２０１６年)

あとがき

本書は、昨年暮れも押し詰まった頃に、「しんぶん赤旗」日曜版に掲載された筆者の連載記事を目にとめた新日本出版社の久野通広さんから企画をいただきました。引き続いて短時日で書き上げるというわけにいかず、年も明けて5月の連休の大半を執筆にあてることで第一稿を仕上げました。その後も作業が遅れがちになる筆者を温かく見守ってくださり、ありがとうございました。

思いがけずうれしいことに、新日本出版社編集部のつながりで、硬い内容の本書の表紙を素敵に柔らかに飾っていただけることになりました。細川貂々(てんてん)さん。あの「ツレうつ」の著者にです。

2006年に出版された『ツレがうつになりまして』(幻冬舎)を、今も担当してる患者さんが「先生、こんな本知っている?」と当時持ってきてくれた時の衝撃は、今も忘れられません。漫画という媒体で精神科の病気を表現することは当時ありませんでした。それだけでなく、本書でも強調して取り上げていますが、うつ病の回復期の波状経過をきっちりと描いていたことに感心しました。

そのインパクトは筆者だけのものでなく、その後「ツレうつ」シリーズが成功をおさめ、映画やテレビドラマでも表現されたことは読者のみなさんもよくご存じのことと思います。

細川貂々さん、編集部のみなさん、素敵な企画をどうもありがとうございました。

最後になりますが、筆者を育ててくれた患者さんや家族、職場の先輩や同僚、そして研究会の仲間のみなさんに感謝いたします。

そして何より、労働関連自殺者のご冥福をお祈りするとともに、労働関連精神障害の被災者のみなさんの回復を願っています。

筆を擱（お）くに当たって。

ＤＶ、児童虐待、いじめ、パワハラ、老人虐待……こう並べてみると、今世紀に入ってわが国は、暴力とハラスメントに満ちているように見えてなりません。社会健康医学に関わる医師の端くれとして、健康な社会づくりにご一緒に取り組んでいきたいと思います。

２０１６年９月

天笠　崇

天笠　崇（あまがさ　たかし）
精神科医。1961年生まれ。東京医科歯科大学医学部卒業、京都大学医学部大学院社会健康医学系専攻博士後期課程修了。精神保健指定医、産業医、精神科専門医・指導医、公衆衛生学修士、京都大学博士（社会健康医学）。現在、代々木病院精神科科長。過労死・自死相談センター運営委員。（公財）社会医学研究センター代表理事、働くもののいのちと健康を守る東京センター理事長
著書に『成果主義とメンタルヘルス』（2007年、新日本出版社）、『現代の労働とメンタルヘルス対策』（2008年、かもがわ出版）、『疲労の医学』（共著、2010年、日本評論社）、『救える死　自死のない社会へ』（2011年、新日本出版社）

ストレスチェック時代のメンタルヘルス——労働精神科外来の診察室から

2016年10月20日　初　版

著　者　天　笠　　崇
発行者　田　所　　稔

郵便番号　151-0051　東京都渋谷区千駄ヶ谷4-25-6
発行所　株式会社　新日本出版社
電話　03（3423）8402（営業）
03（3423）9323（編集）
info@shinnihon-net.co.jp
www.shinnihon-net.co.jp
振替番号　00130-0-13681

印刷　亨有堂印刷所　　製本　光陽メディア

落丁・乱丁がありましたらおとりかえいたします。

ISBN978-4-406-06066-0 C0036　Printed in Japan